病毒性肺炎
影像诊断与鉴别诊断

主 编 许乙凯

科 学 出 版 社

北 京

内 容 简 介

本书从胸部影像解剖和常见呼吸系统影像征象入手，系统介绍了各种呼吸道病毒引起的病毒性肺炎的基本影像学特征以及常见病毒性肺炎的临床表现、病理基础、影像诊断和鉴别诊断，配以大量典型病例的影像图片，内容全面、图文并茂。

全书既有详细的基础理论，又有影像诊断的实际应用，是广大影像医学工作者和从事呼吸系统疾病临床工作者的参考工具书。

图书在版编目（CIP）数据

病毒性肺炎影像诊断与鉴别诊断 / 许乙凯主编. —北京：科学出版社，2020.11

ISBN 978-7-03-066657-4

Ⅰ．①病… Ⅱ．①许… Ⅲ．①病毒病－肺炎－影像诊断

Ⅳ．①R563.104

中国版本图书馆CIP数据核字（2020）第213264号

责任编辑：程晓红 / 责任校对：郭瑞芝
责任印制：赵 博 / 封面设计：吴朝洪

科学出版社出版
北京东黄城根北街 16 号
邮政编码：100717
http://www.sciencep.com
北京凌奇印刷有限责任公司印刷
科学出版社发行 各地新华书店经销

*

2020年11月第 一 版 开本：787×1092 1/16
2020年11月第一次印刷 印张：9 1/2
字数：228 000
POD定价： 88.00元
（如有印装质量问题，我社负责调换）

本书得到"广东省自然科学基金《造血干细胞移植后肺部并发症影像组学研究》（编号：2017A030310102）"的支持

编者名单

主　编　许乙凯
副主编　陈嫚　熊　伟
编　者（以姓氏笔画为序）

冯　婕（南方医科大学南方医院影像中心）

乔文俊（南方医科大学南方医院影像中心）

许　俊（南方医科大学南方医院血液科）

许乙凯（南方医科大学南方医院影像中心）

张　静（南方医科大学南方医院影像中心）

陈　嫚（南方医科大学南方医院影像中心）

林炳权（南方医科大学南方医院影像中心）

郝　鹏（南方医科大学南方医院影像中心）

黄婵桃（南方医科大学南方医院影像中心）

崔丹婷（南方医科大学南方医院影像中心）

熊　伟（南方医科大学南方医院影像中心）

前　言

　　肺炎是临床最常遇见的疾病，诊断肺炎不是很难，但是诊断是何种致病因子导致的肺炎，有时却十分困难。病毒性肺炎病程进展迅速，需要早期甄别，但是它与其他致病因子导致的肺炎临床表现相似，病原体检出率低，我们的认识还远远不够。影像诊断学具有无创、准确、重复性高、快速的特点，在肺炎的诊断中发挥着十分重要的作用。我们在查阅大量文献和临床数据基础上，结合病毒性肺炎的X线片和CT影像资料，编写了本书。

　　本书最主要的特点是从病毒性肺炎的基础知识入手，全面介绍了呼吸道病毒学、病毒性肺炎影像表现的解剖和病理生理基础，以典型病例的示意图和影像图像，对疾病的影像表现演变和鉴别诊断进行剖析。希望能帮助大家在日常医疗工作中拓宽思路，更好地甄别病毒性肺炎。

　　因为病毒性肺炎相关病理机制方面还有待研究，加上时间仓促，书中或许还存在着错漏之处，恳请读者批评指正。

南方医科大学南方医院影像中心主任　许乙凯

2020年6月

目　录

第1章
胸部影像解剖及常见征象

第一节　正常胸部的影像解剖

正常胸部的影像解剖见图1-1 ～图1-33。

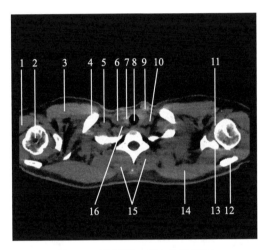

图 1-1　横断面，第 1 胸椎层面

1. 三角肌（deltoid）；2. 肱骨头（head of humerus）；3. 胸大肌（pectoralis major）；4. 锁骨（clavicle）；5. 前斜角肌（scalenus anterior）；6. 右颈内静脉（right internal jugular vein）；7. 甲状腺（thyroid gland）；8. 气管（trachea）；9. 胸锁乳突肌（sternocleidomastoid）；10. 左颈内静脉（left internal jugular vein）；11. 肩胛下肌（subscapularis）；12. 肩胛冈（spine of scapula）；13. 肩胛骨（scapula）；14. 斜方肌（trapezius）；15. 竖脊肌（erector spinae）；16. 颈内动脉（internal carotid artery）

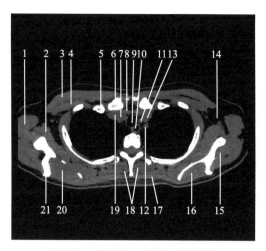

图1-2 横断面,胸骨切迹层面

1. 三角肌(deltoid);2. 肩胛下肌(subscapularis);3. 胸大肌(pectoralis major);4. 胸小肌(pectoralis minor);5. 第一肋骨(rib 1);6. 锁骨(clavicle);7. 头臂静脉(brachiocephalic vein);8. 胸骨甲状肌(sternothyroid);9. 气管(trachea);10. 食管(esophagus);11. 左颈总动脉(left common carotid artery);12. 左锁骨下动脉(left subclavian artery);13. 左头臂静脉(left brachiocephalic vein);14. 臂丛(brachial plexus);15. 冈下肌(infraspinatus);16. 冈上肌(supraspinatus);17. 斜方肌(trapezius);18. 竖脊肌(erector spinae);19. 右头臂静脉(right brachiocephalic vein);20. 冈上肌(supraspinatus);21. 肩胛冈(spine of scapula)

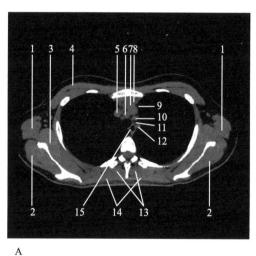

A

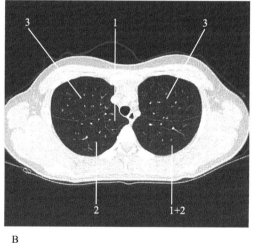

B

图1-3 横断面,无名动脉层面

A. 纵隔窗:1. 三角肌（deltoid）;2. 冈下肌（infraspinatus）;3. 肩胛下肌（subscapularis）;4. 胸大肌（pectoralis major）;5. 右头臂静脉（right brachiocephalic vein）;6. 右头臂干（right brachiocephalic trunk）;7. 左头臂静脉（left brachiocephalic vein）;8. 胸腺（thymus）;9. 膈神经（phrenic nerve）;10. 左颈总动脉（left common carotid artery）;11. 喉返神经（recurrent laryngeal nerve）;12. 左锁骨下动脉（left subclavian artery）;13. 竖脊肌（erector spina）;14. 斜方肌（trapezius）;15. 食管（esophagus）。B. 肺窗:右肺（right lung）:1. 右上肺尖段（apical segment of right upper lobe）;2. 右上肺叶后段（posterior segment of right upper lobe）;3. 右上肺叶前段（anterior segment of right upper lobe）。左肺（left lung）;1 + 2. 左上肺尖后段（apicoposterior segment of left upper lobe）;3. 左上肺叶前段（anterior segment of left upper lobe）

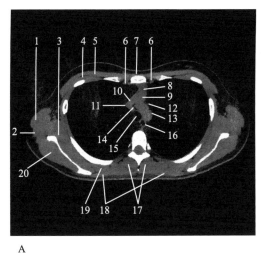
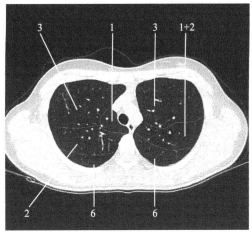

图1-4　横断面，主动脉弓层面

A. 纵隔窗。1. 三角肌（deltoid）；2. 大圆肌（teres major）和背阔肌（latissimus dorsi）；3. 肩胛下肌（subscapularis）；4. 胸小肌（pectoralis minor）；5. 胸大肌（pectoralis major）；6. 胸廓内动脉（internal thoracic artery）和胸廓内静脉（internal thoracic vein）；7. 胸骨（sternum）；8. 胸腺（thymus）；9. 左头臂静脉（left brachiocephalic vein）；10. 右头臂干（right brachiocephalic trunk）；11. 右头臂静脉（right brachiocephalic vein）；12. 膈神经（phrenic nerve）；13. 主动脉弓（aortic arch）；14. 迷走神经（vagus nerve）；15. 气管（trachea）；16. 食管（esophagus）；17. 竖脊肌（erector spinae）；18. 斜方肌（trapezius）；19. 菱形肌（rhomboideus）；20. 冈下肌（infraspinatus）。B. 肺窗。右肺（right lung）：1. 右肺上叶尖段（apical segment of right upper lobe）；2. 右肺上叶后段（posterior segment of right upper lobe）；3. 右肺上叶前段（anterior segment of right upper lobe）；6. 右肺下叶背段或上段（superior segment of right lower lobe）。左肺（left lung）：1＋2. 左肺上叶尖后段（apicoposterior segment of left upper lobe）；3. 左肺上叶前段（anterior segment of left upper lobe）；6. 左肺下叶背段或上段（superior segment of left lower lobe）

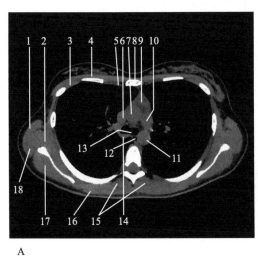
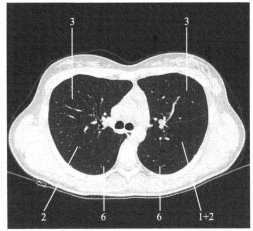

图1-5　横断面，主动脉弓层面（气管分叉层面）

A. 纵隔窗。1. 背阔肌（latissimus dorsi）；2. 肩胛下肌（subscapularis）；3. 胸小肌（pectoralis minor）；4. 胸大肌（pectoralis major）；5. 胸廓内动脉（internal thoracic artery）和静脉（internal thoracic vein）；6. 上腔静脉（superior vena cava）；7. 升主动脉（ascending aorta）；8. 胸骨（sternum）；9. 胸腺（thymus）；10. 肺动脉干（pulmonary trunk）；11. 降主动脉（descending aorta）；12. 食管（esophagus）；13. 右主支气管（right main stem bronchus）和左主支气管（left main stem bronchus）；14. 奇静脉（azygos vein）；15. 竖脊肌（erector spinae）；16. 斜方肌（trapezius）；17. 冈下肌（infraspinatus）；18. 大圆肌（teres major）。B. 肺窗。右肺（right lung）：3. 上叶前段（anterior segment of upper lobe）；2. 右肺中叶外侧段（lateral segment of middle lobe）；6. 下叶背段（superior segment of lower lobe）；左肺（left lung）：3. 上叶前段（anterior segment of upper lobe）；1＋2. 上叶尖后段（apicoposterior segment of upper lobe）；6. 下叶背段（superior segment of lower lobe）

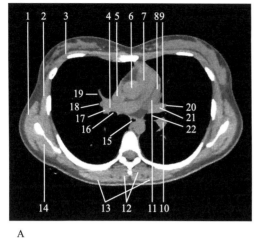 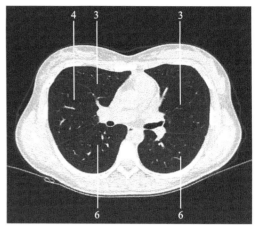

A　　　　　　　　　　　　　　B

图1-6　横断面，右肺动脉层面

A.纵隔窗。1.背阔肌（latissimus dorsi）；2.前锯肌（serratus anterior）；3.胸大肌（pectoralis major）；4.右肺动脉（right pulmonary artery）；5.上腔静脉（superior vena cava）；6.升主动脉（ascending aorta）；7.肺动脉干（pulmonary trunk）；8.左心耳（left auricle）；9.左肺静脉（left pulmonary vein）；10.左肺动脉（left pulmonary artery）；11.左心房（left atrium）；12.竖脊肌（erector spinae）；13.斜方肌（trapezius）；14.冈下肌（infraspinatus）；15.食管（esophagus）；16.右主支气管（right main stem bronchus）；17.右肺动脉（right pulmonary artery）；18.右肺静脉（right pulmonary vein）；19.右上肺动脉（right superior pulmonary artery）；20.左上肺静脉（left superior pulmonary vein）；21.左肺动脉（left pulmonary artery）；22.左主支气管（left main stem bronchus）。B.肺窗。右肺（right lung）：3.上叶前段（anterior segment of upper lobe）；4.中叶外侧段（lateral segment of middle lobe）；6.下叶背段（superior segment of lower lobe）。左肺（left lung）：3.上叶前段（anterior segment of upper lobe）；6.下叶背段（superior segment of lower lobe）

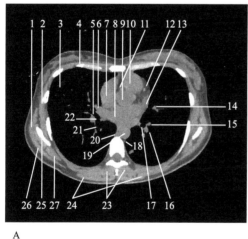 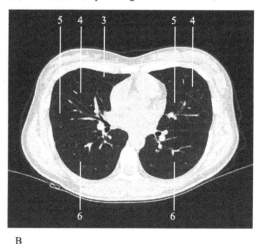

A　　　　　　　　　　　　　　B

图1-7　横断面，主动脉根部层面（左心房层面）

A.纵隔窗。1.背阔肌（latissimus dorsi）；2.前锯肌（serratus anterior）；3.右肺（right lung）；4.胸大肌（pectoralis major）；5.右肺中叶支气管（right middle lobar bronchus）；6.右肺静脉（right pulmonary vein）；7.右心房（right atrium）；8.左心房（left atrium）；9.升主动脉（ascending aorta）；10.动脉圆锥（conus arteriosus）；11.右冠状动脉（right coronary artery）；12.左冠状动脉（left coronary artery）；13.左心耳（left auricle）；14.左上肺静脉（left superior pulmonary vein）；15.左下肺静脉（left inferior pulmonary vein）；16.左下肺动脉（left inferior pulmonary artery）；17.左下叶支气管（left inferior lobar bronchus）；18.胸导管（thoracic duct）；19.降主动脉（descending aorta）；20.奇静脉（azygos vein）；21.右下肺叶支气管（right inferior lobar bronchus）；22.右下肺动脉（right inferior lobar pulmonary artery）；23.竖脊肌（erector spinae）；24.斜方肌（trapezius）；25.肩胛骨（scapula）；26.背阔肌（latissimus dorsi）；27.菱形肌（rhomboideus）。B.肺窗。右肺（right lung）：3.上叶前段（anterior segment of upper lobe）；4.中叶外侧段（lateral segment of middle lobe）；5.右肺中叶内侧段（medial segment of middle lobe）；6.下叶背段（superior segment of lower lobe）。左肺（left lung）：4.左上肺叶上舌段（superior lingular segment）；5.左上肺叶下舌段（inferior lingular segment）；6.下叶上段或背段（superior segment of lower lobe）

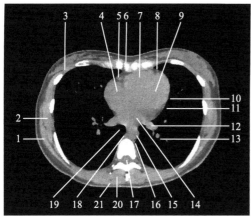
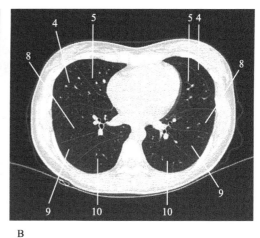

A　　　　　　　　　　　　　　　　　　B

图1-8　横断面，心室层面

A. 纵隔窗。1. 背阔肌（latissimus dorsi）；2. 前锯肌（serratus anterior）；3. 肋间肌（intercostal）；4. 右心房（right atrium）；5. 右冠状动脉（right coronary artery）；6. 肋骨［rib（costal bone）］；7. 右心室（right ventricle）；8. 左冠状动脉前室间肌［left coronary artery（anterior interventricular branch）］；9. 左心室（left ventricle）；10. 膈神经（phrenic nerve）及心包（pericardium）；11. 左旋支［left coronary artery（circumflex branch）］；12. 左肺静脉（left pulmonary vein）；13. 左下肺叶的肺动脉（left inferior lobar pulmonary artery）；14. 左心房（left atrium）；15. 降主动脉（descending aorta）；16. 胸导管（thoracic duct）；17. 脊髓（spinal cord）；18. 奇静脉（azygos vein）；19. 右下肺的食管后隐窝（right lung in retroesophageal recess）；20. 竖脊肌（erector spinae）；21. 斜方肌（trapezius）。B. 肺窗。右肺（right lung）：4. 中叶外侧段（lateral segment of middle lobe）；5. 中叶内侧段（medial segment of middle lobe）；8. 下叶前基底段（anterior basal segment of lower lobe）；9. 下叶外基底段（lateral basal segment of lower lobe）；10. 下叶后基底段（posterior basal segment of lower lobe）。左肺（left lung）：4. 左上肺叶的上舌段（superior lingular segment）；5. 左下肺叶的下舌段（inferior lingular segment）；8. 下叶的前内基底段（anterior basal segment of lower lobe）；9. 下叶的外基底段（lateral basal segment of lower lobe）；10. 下叶的后基底段（posterior basal segment of lower lobe）

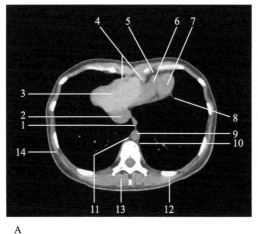
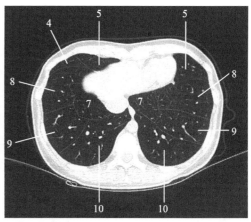

A　　　　　　　　　　　　　　　　　　B

图1-9　横断面，膈肌脚层面

A. 纵隔窗。1. 食管（esophagus）；2. 下腔静脉（inferior vena cava）；3. 肝（liver）；4. 膈肌（diaphragm）；5. 心包（pericardium）；6. 右心室（right ventricle）；7. 左心室（left ventricle）；8. 膈韧带（diaphragmatic ligament）；9. 降主动脉（descending aorta）；10. 胸导管（thoracic duct）；11. 奇静脉（azygos vein）；12. 斜方肌（trapezius）；13. 竖脊肌（erector spinae）；14. 前锯肌（serratus anterior）。B. 肺窗。右肺（right lung）：4. 中叶外侧段（lateral segment of middle lobe）；5. 中叶内侧段（medial segment of middle lobe）；7. 下叶内侧段［medial basal（cardiac）segment of lower lobe］；8. 下叶前基底段（anterior basal segment of lower lobe）；9. 下叶外侧段（lateral basal segment of lower lobe）；10. 下叶后基底段（posterior basal segment of lower lobe）。左肺（left lung）：5. 上叶下舌段（inferior lingular segment）；7. 下叶内侧段［medial basal（cardiac）segment of lower lobe］；8. 下叶前内基底段（anterior basal segment of lower lobe）；9. 下叶外基底段（lateral basal segment of lower lobe）；10. 下叶后基底段（posterior basal segment of lower lobe）

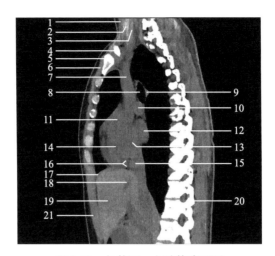

图1-10　矢状面，上腔静脉层面

1. 胸锁乳突肌（sternocleidomastoid）；2. 胸骨舌骨肌（sternohyoid）、胸骨甲状肌（sternothyroid）和肩胛舌骨肌（omohyoid）；3. 颈内静脉（internal jugular vein）；4. 锁骨（clavicle）；5. 胸骨（sternum）；6. 胸大肌（pectoralis major）；7. 上腔静脉（superior vena cava）；8. 气管（trachea）；9. 奇静脉（azygos vein）；10. 右肺动脉（right pulmonary artery）；11. 右心耳（right auricle）；12. 左心房（left atrium）；13. 右心房（right atrium）；14. 右心室（right ventricle）；15. 下腔静脉（inferior vena cava）；16. 上方为右冠状动脉的后室间支［right coronary artery（posterior interventricular branch）］，下方血管为右冠状动脉终末支［right coronary artery（terminal branch）］；17. 膈肌（diaphragm）；18. 肝静脉（hepatic veins）；19. 肝（liver）；20. 椎骨上关节突（superior articular process）；21. 腹直肌（rectus abdominis）

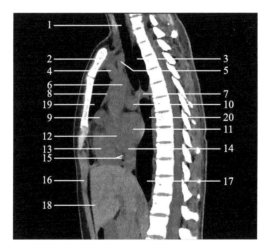

图1-11　矢状面，升主动脉层面

1. 气管（trachea）；2. 胸骨（sternum）；3. 右肺的上叶尖段及后段［right lung（apical segment of upper lobe and posterior segment of upper lobe）］；4. 上腔静脉（superior vena cava）；5. 头臂干（brachiocephalic trunk）；6. 升主动脉（ascending aorta）；7. 奇静脉（azygos vein）；8. 胸腺（thymus）；9. 右心耳（right auricle）；10. 右肺动脉（right pulmonary artery）；11. 左心房（left atrium）；12. 右心房（right atrium）；13. 右心室（right ventricle）；14. 下腔静脉（inferior vena cava）；15. 右冠状动脉后室间支［right coronary artery（posterior interventricular branch）］和终末支［right coronary artery（terminal branch）］；16. 腹直肌（rectus abdominis）；17. 下肺叶的后基底段（posterior basal segment of lower lobe）；18. 肝（liver）；19. 上叶的前段（anterior segment of upper lobe）；20. 右肺下叶的背段［right lung（superior segment of lower lobe）］

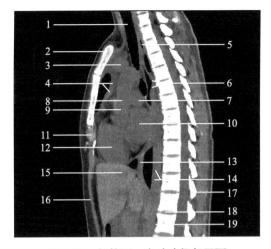

图 1-12　矢状面，主动脉根部层面

1. 气管（trachea）；2. 胸骨柄（manubrium sterni）；3. 左侧头臂静脉（left brachiocephalic vein）；4. 胸腺（thymus）；5. 食管（esophagus）；6. 奇静脉（azygos vein）；7. 右肺动脉（right pulmonary artery）；8. 降主动脉（ascending aorta）；9. 主动脉球（aortic bulb）和主动脉瓣（aortic valve）；10. 左心房（left atrium）；11. 剑突（xyphoid process of sternum）；12. 右心室（right ventricle）；13. 食管（esophagus）；14. 降主动脉（descending aorta）；15. 肝左静脉（left hepatic vein）；16. 腹直肌（rectus abdominis）；17. 椎间隙（intervertebral space）；18. 棘突（spinous process）；19. 前纵韧带（anterior longitudinal ligament）

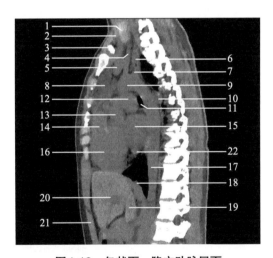

图 1-13　矢状面，降主动脉层面

1. 甲状腺左叶（left lobe of thyroid gland）；2. 胸锁乳突肌（sternocleidomastoid）；3. 锁骨（clavicle）；4. 左颈总动脉（left common carotid artery）；5. 左头臂静脉（left brachiocephalic vein）；6. 食管（esophagus）；7. 锁骨下动脉（subclavian artery）；8. 胸腺（thymus）；9. 主动脉弓（aortic arch）；10. 食管（esophagus）；11. 左主支气管（left main stem bronchus）；12. 右肺动脉（right pulmonary artery）；13. 升主动脉（ascending aorta）；14. 动脉圆锥（conus arteriosus）；15. 左心房（left atrium）；16. 右心室（right ventricle）；17. 降主动脉（descending aorta）；18. 食管（esophagus）；19. 肝尾叶（caudate lobe of liver）；20. 左肝门静脉（left hepatic portal vein）；21. 腹直肌（rectus abdominis）；22. 冠状窦（coronary sinus）

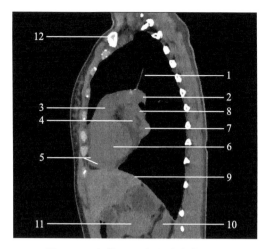

图 1-14　矢状面，右室流出道层面

　　1. 左上肺叶肺动脉（left superior lobar pulmonary artery）；2. 左肺动脉（left pulmonary artery）；3. 肺动脉主干（pulmonary trunk）；4. 左心房（left atrium）；5. 右心室（right ventricle）；6. 左心室（left ventricle）；7. 左上肺静脉（left superior pulmonary vein）；8. 左下肺静脉（left inferior pulmonary vein）；9. 膈肌（diaphragm）；10. 左肾（left kidney）；11. 胰腺（pancreas）；12. 锁骨（clavicle）

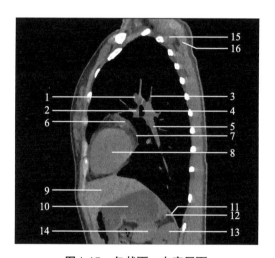

图 1-15　矢状面，左室层面

　　1. 左上肺静脉（left superior pulmonary vein）上分支；2. 左上肺静脉的（left superior pulmonary vein）下分支；3. 左上肺叶的肺动脉（left upper lobe pulmonary artery）；4. 左上肺叶支气管（left upper lobe bronchus）；5. 左下肺动脉（left inferior pulmonary artery）；6. 左心耳（left auricle）；7. 左侧冠状动脉的旋支（circumflex branch of left coronary artery）；8. 左心室（left ventricle）；9. 肝左叶（left lobe of liver）；10. 胃（stomach）；11. 膈肌（diaphragm）；12. 脾（spleen）；13. 左肾（left kidney）；14. 胰腺（pancreas）；15. 颈夹肌和帽肌（splenius cervicis and capitis）；16. 斜方肌（trapezius）

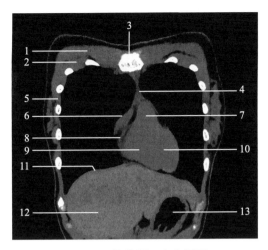

图 1-16　冠状面，左室层面

1. 胸大肌（pectoralis major）；2. 胸小肌（pectoralis minor）；3. 胸骨（sternum）；4. 胸腺（thymus）；5. 肋间肌（intercostal muscle）；6. 右心房的右心耳［right atrium（right auricle）］；7. 肺动脉干（pulmonary trunk）；8. 右侧冠状动脉［right coronary artery（RCA）］；9. 右心室（right ventricle）；10. 左心室（left ventricle）；11. 膈肌（diaphragm）；12. 肝（liver）；13. 胃（stomach）

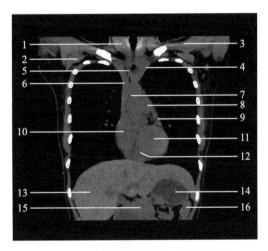

图 1-17　冠状面，升主动脉层面

1. 前锯肌（serratus anterior）；2. 胸小肌（pectoralis minor）；3. 三角肌（deltoid）；4. 左侧头臂静脉（left brachiocephalic vein）；5. 右侧头臂动脉（right brachiocephalic artery）；6. 上腔静脉（superior vena cava）；7. 升主动脉（ascending aorta）；8. 肺动脉干（pulmonary trunk）；9. 左心耳（left auricle）；10. 右心房（right atrium）；11. 左心室（left ventricle）；12. 右心室（right ventricle）；13. 肝（liver）；14. 胃（stomach）；15. 胰腺（pancreas）；16. 脾（spleen）

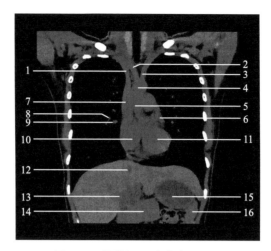

图1-18　冠状面，肺动脉干层面

1. 右头臂静脉(right brachiocephalic vein);2. 头臂干(brachiocephalic trunk);3. 左锁骨下动脉(left subclavian artery);4. 升主动脉（ascending aorta）; 5. 肺动脉干（pulmonary trunk）; 6. 左心耳（left auricle）; 7. 上腔静脉（superior vena cava）; 8. 肺动脉（pulmonary artery）; 9. 肺静脉（pulmonary vein）; 10. 右心房（right atrium）; 11. 左心室（left ventricle）; 12. 肝静脉（hepatic veins）; 13. 肝门静脉（hepatic portal vein）; 14. 胰腺（pancreas）; 15. 胃（stomach）; 16. 脾（spleen）

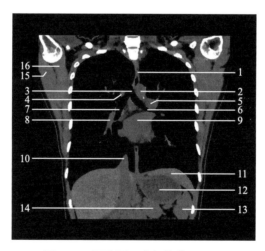

图1-19　冠状面，支气管分叉层面

1. 食管（esophagus）; 2. 主动脉弓（aortic arch）; 3. 气管（trachea）; 4. 奇静脉（azygos vein）; 5. 左肺动脉（left pulmonary artery）; 6. 左主支气管（left main stem bronchus）; 7. 右下肺叶支气管（right inferior lobar bronchus）; 8. 肺动脉（pulmonary artery）; 9. 左心室（left ventricle）; 10. 下腔静脉（inferior vena cava）; 11. 肝左叶（left lobe of liver）; 12. 胃（stomach）; 13. 脾（spleen）; 14. 胰腺（pancreas）; 15. 三角肌（deltoid）; 16. 肩胛下肌（subscapularis）

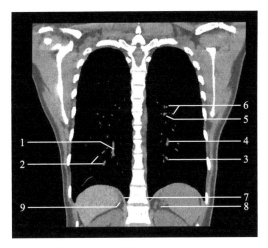

图1-20 冠状面，降主动脉层面

1. 右肺动脉（right pulmonary arteries）；2. 右肺静脉（right pulmonary veins）；3. 左肺静脉（left pulmonary veins）；4. 左肺动脉（left pulmonary arteries）；5. 左上肺动脉（left superior pulmonary arteries）；6. 肺静脉（left pulmonary veins）；7. 膈肌（diaphragm）；8. 左肾上腺（left adrenal gland）；9. 右肾上腺（right adrenal gland）

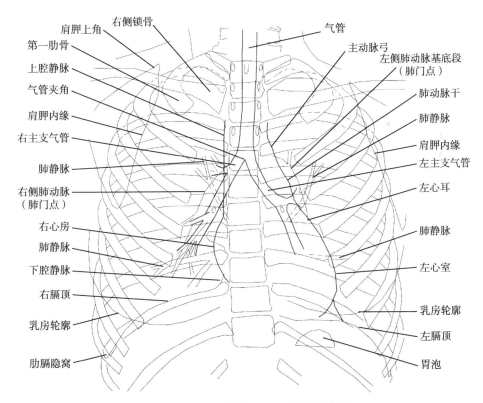

图1-21 正常后前位胸部 X 线片影像解剖

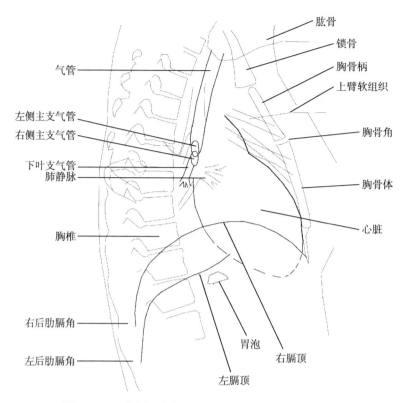

图1-22　正常侧位胸部X线片影像解剖（胸部左侧位）

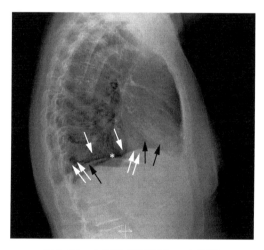

图1-23　左侧位像判断左、右膈肌

　　一般来说，右膈肌高于左膈肌，但并非每位患者右膈肌均高于左膈肌。右膈肌的特点是从后胸壁向前胸壁方向上是全程可见显示（黑箭），包括与心脏边界是可以区分的，这是因为腹部软组织脏器与肺组织存在密度差界面所致；左膈肌只能观察到从后胸壁到达心脏后缘的部分（白箭），且左膈肌下方多可见胃泡（＊），因为左膈肌与肺底部没有密度差界面，左膈肌与心脏密度相近，因此，左膈肌在向前与心脏界面难以分辨。利用这一特点，可以准确区分左膈肌与右膈肌

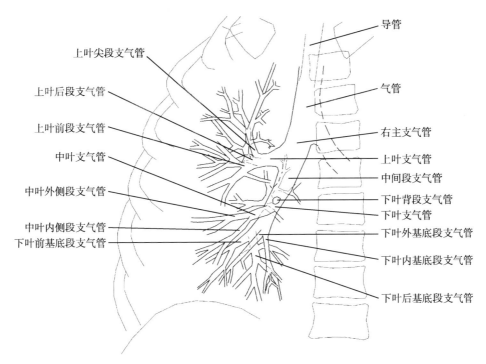

图 1-24　右侧肺部支气管树后前位

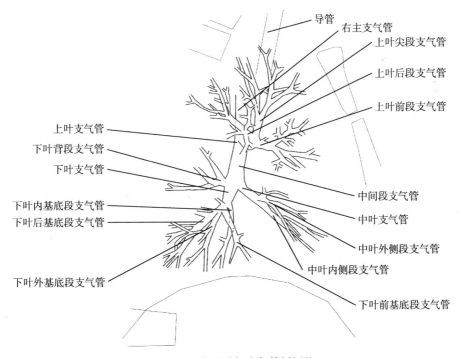

图 1-25　右侧肺部支气管树侧位

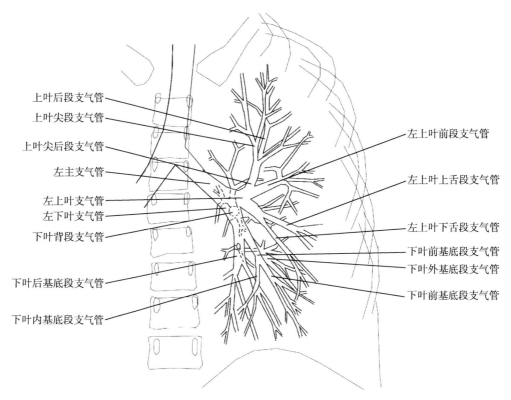

图1-26　左侧肺部支气管树后前位

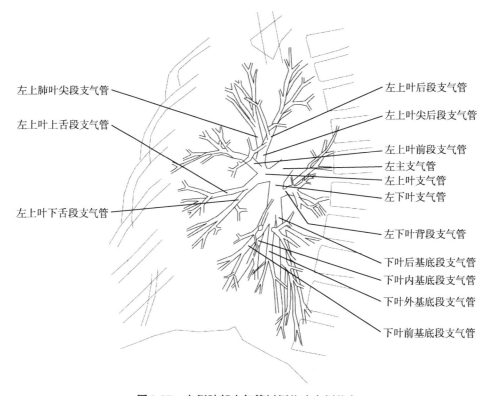

图1-27　左侧肺部支气管树侧位（左侧位）

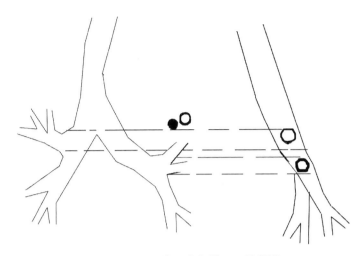

图 1-28　侧位像上支气管开口的投影

后前位上右肺上叶及左肺上叶开口在侧位上投影；后前位显示左上肺前段支气管长轴与 X 线平行，形成圆形结构，邻近左上肺动脉投影

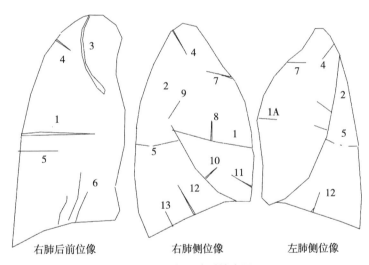

右肺后前位像　　　　　右肺侧位像　　　　　左肺侧位像

图 1-29　常见肺裂的变异

1 为右肺水平裂，1A 为左肺水平裂；2 为斜裂；3 为奇裂；4 为 S1 与 S2 段间裂；5 为 S6 与基底段间的裂；6 为 S7 段边界；7 为 S1 段与 S3 段之间肺裂；8 和 9 为 S2 段裂和 S3 段肺裂；10 为 S4a 与 S4b 之间肺裂；11 为 S4 和 S5 段之间肺裂；12 为 S8 和 S9 之间肺裂；13 为 S9 和 S10 肺裂

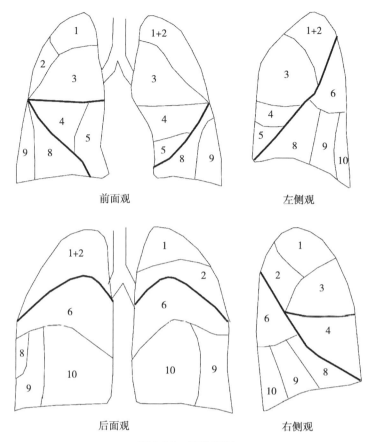

图1-30　肺段解剖

1为右上叶的尖段；2为右上叶后段；1＋2为左上叶的尖后段；3为右上叶前段；4为右肺中叶外侧段或左上叶上舌段；5为右肺中叶的内侧段或左上叶下舌段；6为下叶背段；8为右下叶前基底段或左前内基底段；9为下叶的外基底段；10为下叶的后基底段

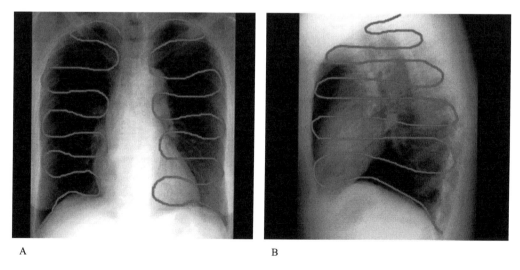

图1-31　胸部正侧位X线片观察次序
A. 正位；B. 侧位

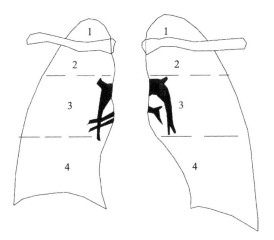

图1-32 肺野上、中、下划分

1为肺尖区；2为肺上区；3为肺中区；4为下肺区

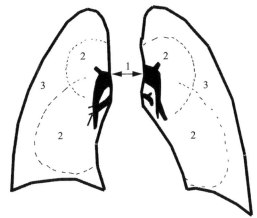

图1-33 肺野的内、中和外带划分

1为肺门区；2为中央区或肺门周围区；3为周围区

第二节 常见的胸部征象及意义

常见的胸部征象见图1-34～图1-55。

肺泡腔内的气体完全被炎症、水肿、出血等病理组织取代，可产生片状阴影，为肺实变，其肺段及肺叶体积没有减少。肺不张是指肺的充气减少，体积缩小，呈部分或完全性萎陷。肺段不张（segmental atelectasis）的形态可以多样，呈线状、带状、楔形或类圆形，或呈三角形，尖端指向肺门，基底向外，肺段体积缩小，邻近肺段代偿性肺气肿及叶间裂移位。肺叶不张的共同特点是肺叶体积缩小，密度均匀增高，叶间裂向心性移位；纵隔及肺门也向患侧移位；邻近肺叶出现代偿性肺气肿。右肺上叶不张表现为右上肺缩小呈扇形，密度增高，水平裂向外侧上移，上叶体积缩小，明显缩小时，上叶呈纵隔旁三角形致密影，肺门上提。右肺中叶不张表现为右肺下野内侧靠近心右缘片状致密影，上界清楚而下界模糊，与心右缘不能分辨；侧位上表现为自肺门向前下的倾斜的带状或尖端指向肺门的三角形影。左肺上叶（包括舌叶）不张表现在后前位片上为左上中野的片状模糊影，上部密度高，下部密度较淡，气管左移，左心缘不清；侧位片上可见整个斜裂向前移位。双侧下叶不张表现为肺下野内侧尖端在上、基底在下的三角形致密影，肺门下移；上、下肺野代偿性肺气肿；侧位片上表现为斜裂向后下方移位，下叶密度增高；圆形肺不张是一种肺折叠综合征，也是一种特殊的肺不张，与肺段无关，一般见于胸腔积液后及胸膜粘连，形成圆形肿块，位于胸膜下，可见支气管及血管扭曲，呈弧线形进入肿块，形成"彗星尾征"（图1-34）。

边缘轮廓征（silhouette sign）（图1-35）对在后前位胸部X线片上区别左上叶舌段或左下叶实变的位置有重要意义。左心缘旁片状密度增高影，如果同时出现左心缘模糊不清，提示病变为左上叶的舌段，该征象为边缘轮廓征阳性（图1-35A）；如果斑片影下左心缘可以分辨，提示病变位于左下叶，即边缘轮廓征阴性（图1-35B）。

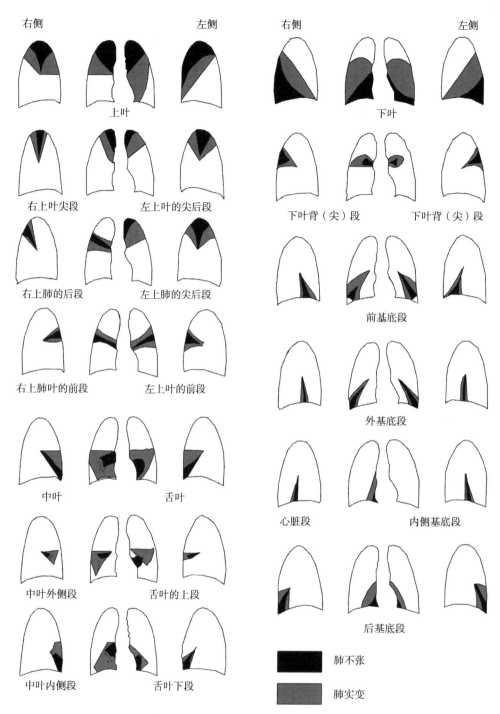

右侧　　　　　　　　左侧　　　　　　右侧　　　　　　　　左侧

上叶　　　　　　　　　　　　　　　　下叶

右上叶尖段　　　　左上叶的尖后段　　　　下叶背（尖）段　　　下叶背（尖）段

右上肺的后段　　　左上肺的尖后段

前基底段

右上肺叶的前段　　左上叶的前段

外基底段

中叶　　　　舌叶

心脏段　　　　　　内侧基底段

中叶外侧段　　　舌叶的上段

后基底段

中叶内侧段　　　舌叶下段

█ 肺不张

■ 肺实变

图1-34　常见的肺段及肺叶实变及肺不张胸部X线片表现

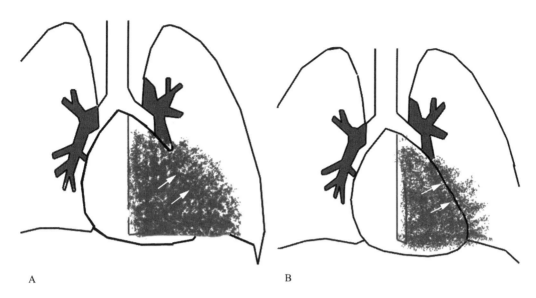

图1-35　边缘轮廓征

A. 左舌叶实变，导致心脏轮廓模糊及消失边缘（轮廓）征（silhouette sign）阳性；B. 左下叶实变，则心脏轮廓仍然可辨边缘征阴性

　　一般认为，肺内病灶直径≤3cm称为结节，直径＞3cm称为肿块。根据肺结节密度不同分为实性结节（密度高于血管）、磨玻璃样密度结节（密度低于血管）和混合密度的结节。肿块密度均较高。病灶中有时可见直径1～3mm的气体密度影，称为"空泡征"，多见于肺癌。CT可敏感显示小空洞或钙化。病灶内的脂肪CT值为-90～-40HU，有助于错构瘤的诊断。肺良性结节与肿块病变边缘光滑。周围型肺癌肿块边缘可有毛刺。结节和肿块的轮廓呈多个弧形凸起，称为分叶征，多见于肺癌（图1-36～图1-39）。结核性病变周围常有小结节和条状病灶，称为卫星病灶，可见引流支气管。

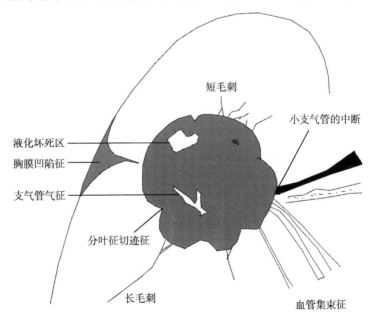

图1-36　恶性结节的基本表现

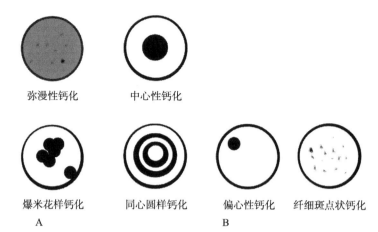

图1-37   良性肺结节及恶性肺结节的钙化特征

A. 良性结节钙化形式；B. 不能定性或良恶性结节均可出现的钙化形式

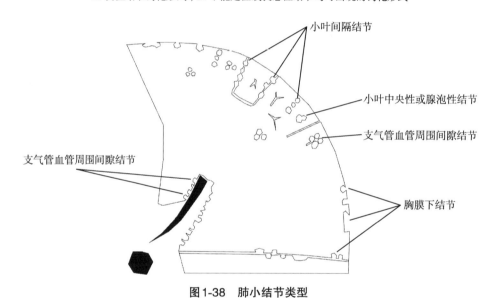

图1-38   肺小结节类型

肺淋巴管周围结节包括支气管血管周围间隙结节、小叶间隔结节、胸膜下结节、小叶中心的细支气管血管周围间隙结节

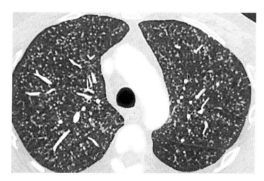

图1-39   随机分布结节

双肺弥漫且随机分布结节，多见于粟粒型结核及转移瘤

HRCT是特发性间质性肺炎首选检查方法，主要表现为网格状影、小结节影、磨玻璃影、区域性实变影，牵拉性小支气管扩张、小囊状影及蜂窝状改变等（图1-40）。

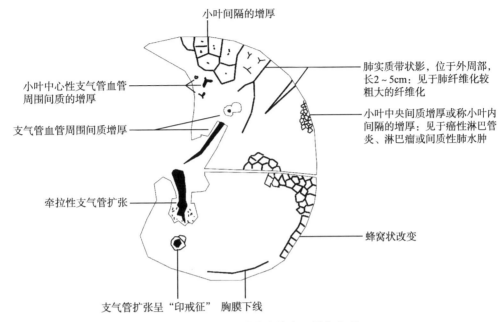

小叶间隔的增厚

小叶中心性支气管血管周围间质的增厚

支气管血管周围间质增厚

牵拉性支气管扩张

肺实质带状影，位于外周部，长2~5cm：见于肺纤维化较粗大的纤维化

小叶中央间质增厚或称小叶内间隔的增厚：见于癌性淋巴管炎、淋巴瘤或间质性肺水肿

蜂窝状改变

支气管扩张呈"印戒征"　胸膜下线

图1-40　肺间质性病变的主要影像表现

肺气肿在病理上分为肺泡型肺气肿［小叶中央型（centralacinar emphysema，也称腺泡中央型肺气肿）、全小叶型（paraacinar emphysema，也称全腺泡型肺气肿）、小叶周围型肺气肿（periacinar emphysema）］、间质性肺气肿（interstitial emphysema）和其他类型肺气肿（如瘢痕旁型paracicatricial emphysema）（图1-41）。小叶中央型肺气肿表现为小圆形低密度区，位于小叶中央，多见于中老年吸烟者或慢性支气管炎，特点是肺腺泡中央的呼吸性细支气管呈囊状扩张，而腺泡管及腺泡囊扩张不明显。全小叶型肺气肿（图1-42）多见于青壮年及先天性α_1-AT缺乏症患者，特点是呼吸性细支气管、腺泡管、腺泡囊及肺泡扩张；小叶周围型肺气肿也称为隔旁肺气肿（paraseptal emphysema），不合并存在慢性阻塞性肺疾病，其呼吸性细支气管基本正常，而远端位于其周围的肺泡管及肺泡囊扩张；间质性肺气肿（图1-43）是指骨折或胸壁损伤或剧烈咳嗽引起细支气管或肺泡间隔破裂，空气浸润到肺间质形成的间质性肺气肿。气体出现在胸膜下、肺小叶间隔、细支气管壁和血管周围的组织间隙，可以扩散到肺门及纵隔。瘢痕旁型肺气肿是指肺组织瘢痕灶周围，由于肺泡破裂融合形成的局限性肺气肿。如果气肿囊腔直径超过2cm，破坏了肺小叶间隔时，称为肺大疱（bullae）。

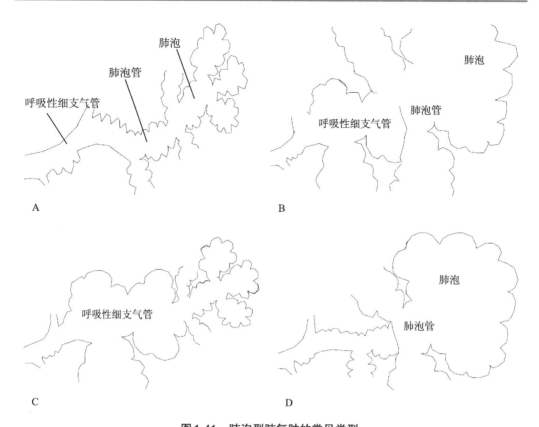

A

B

C

D

图1-41　肺泡型肺气肿的常见类型

A. 正常肺小叶；B. 全小叶型肺气肿；C. 小叶中央型肺气肿；D. 小叶周围型肺气肿

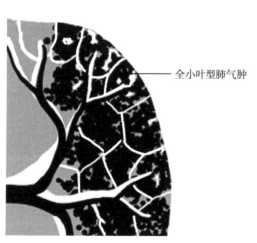

图1-42　全小叶型肺气肿

表现为广泛密度减低区，肺血管影变细、稀疏

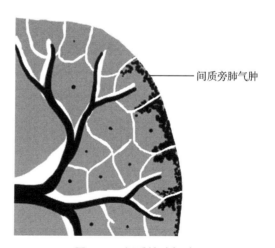

图1-43　间质性肺气肿

表现为胸膜下局限性低密度区，一般为1cm以下

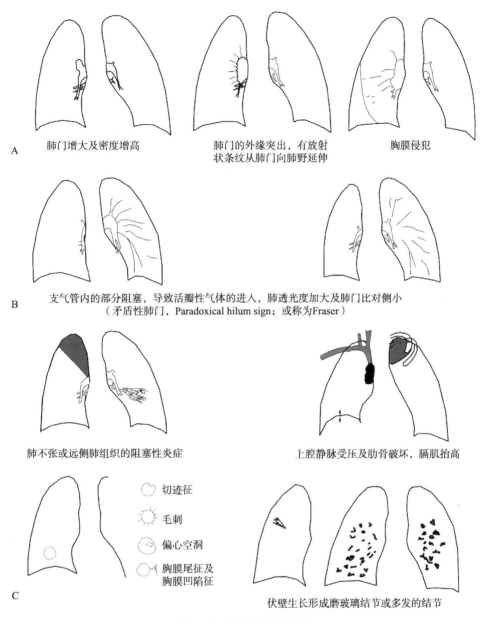

A. 肺门增大及密度增高　　肺门的外缘突出，有放射状条纹从肺门向肺野延伸　　胸膜侵犯

B. 支气管内的部分阻塞，导致活瓣性气体的进入，肺透光度加大及肺门比对侧小（矛盾性肺门，Paradoxical hilum sign；或称为 Fraser）

肺不张或远侧肺组织的阻塞性炎症　　上腔静脉受压及肋骨破坏，膈肌抬高

切迹征
毛刺
偏心空洞
胸膜尾征及胸膜凹陷征

伏壁生长形成磨玻璃结节或多发的结节

图 1-44　肺癌的基本表现

A. 沿支气管周围生长的中央型肺癌；B. 支气管内生长的中央型肺癌；C. 周围型肺癌

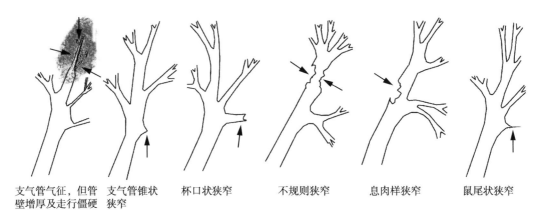

支气管气征，但管　　支气管锥状　　　杯口状狭窄　　　　不规则狭窄　　　息肉样狭窄　　　鼠尾状狭窄
壁增厚及走行僵硬　　狭窄

图1-45　肺癌支气管受累的类型

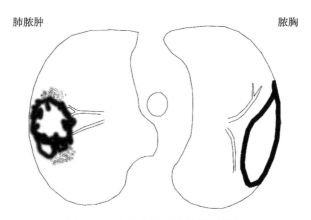

图1-46　肺脓肿与脓胸的鉴别诊断

肺脓肿的特点是边界模糊及不规则，球形，多个空腔，与胸膜呈锐角，肺内血管没有明显推移；脓胸边界清楚，光滑均匀，椭圆形，胸膜被分裂，与胸膜呈锐角或钝角，肺内血管受推移

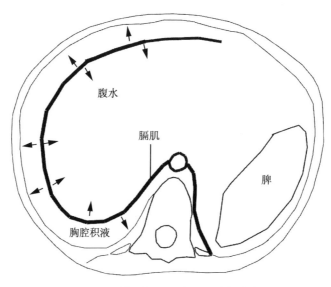

图1-47　横膈征区分胸腔积液与腹水

粗黑线为膈肌。膈肌内侧液体为腹水；膈肌外侧液体为胸腔积液

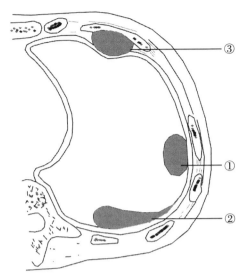

图1-48　胸膜旁肿块的定位诊断

①胸膜下的肺肿块：病变形态不规则或呈肿块状，密度不甚均匀或与胸壁的夹角为锐角。如果肿块发展至肋间胸膜时，也可呈钝角。②胸膜本身肿块：病变形态多规则，可呈梭形或半圆形，密度均匀，与肺交界面光滑清楚，与胸壁的夹角呈钝角，有时可见胸膜尾征；有时可以突入肺内，与胸壁之间呈锐角。③胸壁来源肿块：病变多同时向胸壁和肺内生长，多呈梭形，与肺交界面光滑清楚，与胸壁的夹角呈钝角，局部胸壁膨隆，肌间脂肪影及筋膜层界线消失，可有邻近肋骨破坏

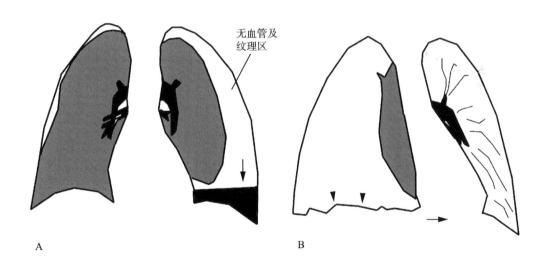

图1-49　不同类型气胸的表现

A. 右肺为少量气胸，左肺为中等量气胸（箭），显示无肺血管带清晰；B. 为张力性气胸，主要表现为膈肌下移及变平（箭头）；纵隔结构明显向对侧移位（箭）

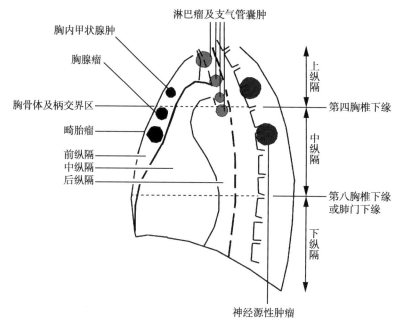

图1-50   常见的纵隔肿瘤发生部位

按照纵隔分区，不同肿瘤的好发位置不同

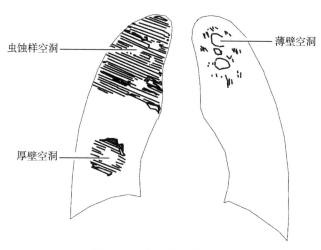

图1-51   空洞的基本类型

　　空洞为肺内病变组织发生坏死后经引流支气管排出并吸入气体后形成。洞壁可为坏死组织、肉芽组织、纤维组织、肿瘤组织所形成，可见于结核、肺脓肿、肺癌、真菌病及韦氏肉芽肿等。空洞有3种。①虫蚀样空洞：又称无壁空洞，为大片坏死组织内形成的空洞，见于干酪性肺炎；②薄壁空洞：洞壁厚度在3cm以下，多见于肺结核、肺脓肿，肺转移瘤也可呈薄壁空洞；③厚壁空洞：洞壁厚度超过3cm。内壁光滑或凸凹不平，可见于肺脓肿、肺结核及周围型肺癌

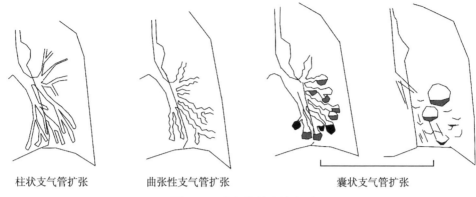

柱状支气管扩张　　　　　曲张性支气管扩张　　　　　囊状支气管扩张

图1-52　支气管扩张的类型

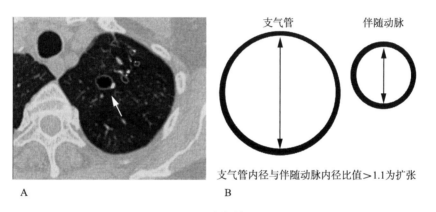

A　　　　　　　　　　　　　　　　　B

图1-53　支气管扩张

当扩张的支气管走行与CT层面平行时表现为轨道状，称为"轨道征"；与CT平面垂直时则表现为厚壁的圆形透亮影，此时，扩张的支气管与伴行的肺动脉共同表现为印戒状，称为"印戒征"。A. 为"印戒环征（signet ring sign）"，正常的支气管管径与同名的支气管动脉是伴随且直径相似，当支气管明显扩张变薄及邻近受压动脉，在轴位上形成印戒状改变。B. 指支气管内径与伴随动脉内径之比。正常两者为0.7～1.0，如果比值＞1.1，提示为支气管扩张；如果＞1.5，确定为支气管扩张症

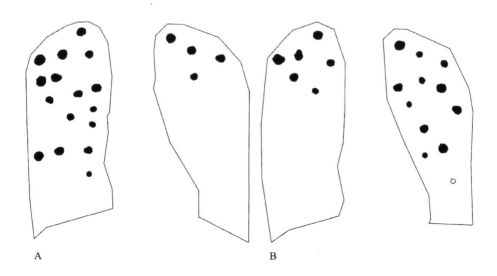

A　　　　　　　　　　　　　　　　　B

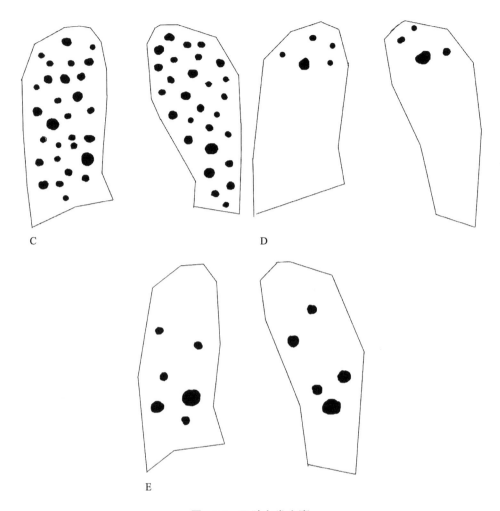

图1-54   双肺多发小囊

A、B.为肺朗格汉斯细胞组织细胞增多症,多发小囊位于肺上野区,可伴有结节。C.为淋巴管平滑肌腺病,囊呈随机分布;D.为卡氏肺孢子菌,小囊多出现在磨玻璃影背景下,以双肺上野多见;E.为淋巴细胞间质性肺炎,其小囊为随机分布,但常见于磨玻璃区,更容易累及中下肺野

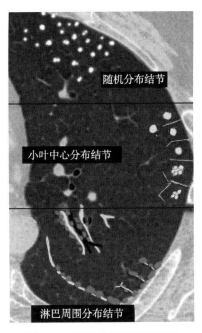

随机分布结节

小叶中心分布结节

淋巴周围分布结节

图1-55 肺结节的类型及意义

①随机分布结节：结节呈随机分布是相对肺结构和次级小叶而言，一般来说，结节均匀分布于整个肺野，并近似对称地分布于双肺。结节虽然也常累及胸膜表面和叶间裂，但与周边淋巴分布型不同的是并不以胸膜下分布为主。随机分布结节多见于粟粒型肺结核，也可见于真菌感染和转移瘤。②小叶中心分布结节：小叶中心距胸膜5～10mm，结节多反映出细支气管炎及呼吸性细支气管炎，多见于过敏性肺炎及感染性细支气管炎。③淋巴周围分布结节多与淋巴组织相关，HRCT中可见结节影与以下结构相关：胸膜表面；小叶间隔；肺门旁支气管血管周围结缔组织；小叶中心区支气管血管周围结缔组织，多见于癌性淋巴管炎及矽肺和结节病

（许乙凯）

第2章

呼吸道病毒学

第一节　病毒学概述

一、病毒的基本性状

病毒（virus）是一种特殊的生命体，是专一在活细胞内寄生的非细胞型微生物。病毒的基本特点是：①体积小；②结构简单，无完整的细胞结构；③遗传物质单一，仅含有一种核酸（RNA 或 DNA）；④严格在活细胞内寄生，在细胞外不能存活，依靠细胞提供的能量、原料物质及生物大分子合成机制，完成病毒的生物合成；⑤增殖方式是复制；⑥对常用抗生素不敏感。

二、病毒的形态、结构和化学组成

完整的成熟病毒颗粒称为病毒体（virion），是细胞外的结构形式，大小为 20～250nm，病毒体的主要结构是核心（core）和衣壳（capsid）构成的核衣壳（nucleocapsid），有些病毒的核衣壳外部还有包膜（envelope）包裹。

1.病毒的核心　核心成分主要是核酸，构成病毒基因组（genome），病毒体的核心主要由 DNA 和 RNA 组成。

2.病毒衣壳　指核酸外面的蛋白外壳，主要功能是保护核心内的核酸免受破坏。衣壳有一定数量的壳粒（capsomere），每个壳粒称为一个形态亚单位（morphologic submit），每个壳粒由一些多肽分子组成，多肽分子又称结构亚单位（structure submit）。

3.病毒包膜（viral envelope）　有包膜的病毒为包膜病毒，无包膜的为裸露病毒（naked virus）。包膜是病毒在成熟过程中，病毒核衣壳穿过宿主细胞膜以出芽方式向细胞外释放时候获得的，含宿主细胞的膜成分，包膜蛋白由病毒基因组编码，包膜表面常有突起，称为刺突。包膜构成病毒的表面抗原。包膜对干燥、热、酸和脂溶性溶剂敏感。

病毒是最简单的生命体，不能独立地复制，必须进入宿主细胞中借细胞内的一些酶类和细胞器才能复制。病毒基因组只含有一种核酸，每一种病毒颗粒只含有一种核酸，即 DNA 或 RNA。

病毒的增殖不是二分裂方式，而是以基因组为模板，借助 DNA 多聚酶或 RNA 多聚酶，复制出病毒基因组。病毒以核酸分子为模板进行繁殖的方式称为自我复制（self replication）。从病毒进入细胞开始，经过基因组复制到子代病毒释放出的全过程，称为一个复制周期，分为7个步骤：吸附、穿入、脱壳、生物大分子合成（基因组复制）、装配、成熟和释放。按照生长曲线分为3期：①隐蔽期（eclipse），指病毒穿入细胞后的脱壳和生物合成的节段；②对数生长期，指病毒的增殖以对数的方式增加，与时间成比例；③细胞死亡期。

病毒的遗传和变异：病毒有遗传性和变异性。病毒的遗传稳定性保证了病毒物种的稳定和病毒的延续存在；病毒的变异又可以使其适应环境的变化，逃避宿主的免疫监视作用，并得以进化。

三、病毒的分类

病毒的分类学由国际病毒分类委员会（International Committee on Taxonomy of Viruses，ICTV）制定。病毒的分类的原则：①宿主种类，动物病毒、植物病毒和细菌病毒（噬菌体）；②核酸类型，基因组是DNA或RNA分子；③病毒形态与大小：病毒体呈球形、环形；④核衣壳的对称型；⑤有无病毒包膜；⑥抗原性；⑦病毒在宿主细胞的增殖部位；⑧人类病毒的传播方式、媒介种类、流行病学特征和病理特征等。

病毒分为目、科、亚科、属和种［Order（suffix：*-virales*）→Family（suffix：*-viridae*）→Subfamily（suffix：*-virinae*）→Genus（suffix：*-virus*）→Species］。病毒目、科、属、种的英文第一个字母大写，英文词为斜体。病毒种（Virus species）由具有一定生存环境、结构、性状相似、亲缘关系相近构成的复制谱系的一组病毒组成，是病毒分类的基本单元，也是病毒性疾病的临床病原诊断目标。病毒属（Virus genera）是由一些结构、性状相关的亲缘关系相近的病毒成员组成，属名用后缀*-virus*表示，如肠道病毒属（Enterovirus）。病毒亚科（Virous subfamily）是由一些共同特征的病毒属组成，并非所有的病毒都有亚科归属，亚科只用于解决复杂分类时的使用，以*-virinae*为词尾。病毒科（Virus famililies）是由一些结构、性状相关和有亲缘关系的病毒属组成，科名后用后缀*-viridae*表示。病毒目（Virus order）是一些共同特性的病毒科组成，以*-virales*为词尾。

四、病毒的致病作用

病毒的致病作用是通过侵入易感细胞、损伤或改变细胞的功能所引发的。病毒的传播方式有水平传播（horizontal transmission）和垂直传播（vertical infection）两种。水平传播是指病毒在人群中不同个体之间的传播，包括人-人和动物-人传播。垂直传播是指病毒由亲代宿主传给子代的传播方式，多是通过胎盘或产道传播。

病毒对宿主细胞的致病作用有：①杀细胞效应（cytocidal effect）。病毒在宿主细胞内复制完毕，可以在短时间内一次释放大量子代病毒，细胞裂解而死亡。主要见于无包膜病毒如腺病毒等。②稳定状态感染（steady state infection）。多见于有包膜的病毒如流感病毒、疱疹病毒等，这些病毒进入细胞后能够复制，但不引起细胞立刻死亡，即不具有杀细胞效应的病毒引起的感染为稳定性感染，但感染引起宿主细胞融合及细胞表面产生新的抗原，成为细胞免疫攻击靶细胞，最终才导致细胞死亡。③包涵体形成。光镜下观察到，受到病毒感染的细胞内可见着色不同的圆形结构，称为包涵体（inclusion body），如疱疹病毒感染。④细胞凋亡（apoptosis）。病毒感染导致宿主细胞凋亡，这个过程为促进细胞中病毒释放，限制细胞生产病毒体的速率；但一些病毒也可以依照宿主细胞的早期凋亡，提高细胞产生子代病毒体的数量。⑤基因整合与细胞转化。可以导致肿瘤形成。

病毒的免疫逃逸（viral mechanisms of escape of immune responses）是指病毒可以逃避免疫防御、防止免疫激活或阻止免疫应答。病毒免疫逃逸机制包括：细胞内寄生，逃避抗体、补体及药物作用；降低抗原的表达（如腺病毒及巨细胞病毒等）；抗原变异或抗原结构复杂或多态性，导致免疫应答不力。

五、病毒感染的检查方法

（一）形态学检查

1.电镜和免疫电镜检查含有高浓度的病毒颗粒（每毫升≥10^7颗粒）的样品，可以直接应用电镜技术进行观察。

2.光学纤维镜检查一些病毒在宿主细胞内增殖，在细胞一定部位（胞核、胞质）出现嗜酸性或嗜碱性包涵体，有助于诊断。

（二）病毒成分检测

1.病毒蛋白抗原检测可以采用免疫学标记技术直接检测标本中的病毒抗原进行早期诊断。

2.病毒核酸检测

（1）核酸扩增（nucleic acid amplification）技术：选择病毒保守区的特异片段作为扩增的靶基因，用特异性引物扩增病毒的特异序列，以诊断病毒感染；也可以选择病毒变异区的片段作为靶基因，结合限制性的片段长度多态性分析（RFLP）。目前PCR技术应用较多的是实时定量PCR（quantitative real-time PCR，qPCR）；对于RNA病毒，则有反转录后进行实时定量PCR（reverse transcription quantitative real time PCR，简称RT-qPCR）。

（2）核酸杂交（nucleic acid hybridization）技术：常用的技术有斑点杂交（dot blot hybridization）、原位杂交（in situ hybridization）、DNA印迹杂交（DNA blothybridization）和RNA印迹杂交（RNA blothybridization）。

（3）基因芯片（gene chip）技术：指大量探针分子固定于支持物上，然后与标记的样品分子进行杂交，通过检测每个探针分子的杂交信号强度进而获得样品分子的数量和序列信息，是对数以万计DNA片段同时进行处理分析的技术。

（4）基因测序技术：目前已经建立了病毒全基因测序工作。可以将所要检测的病毒进行特征性基因测序测定，并与目前的已知病毒标准序列进行比较，达到诊断病毒感染的目的。

（三）病毒感染的血清学诊断

1.中和试验（neutralization test）　用系列稀释的病毒血清与等体积的已知病毒悬液（100 TCID$_{50}$或100 ID$_{50}$）混合，在室温下作用一定时间后接种敏感细胞进行培养，以能保护半数细胞的培养孔不产生CPE的血清最高稀释度作为终点效价。中和试验适用于人群免疫情况调查。

2.血凝抑制试验（hemagglutination inhibition test，HIT）　相应抗体与病毒结合后，阻止病毒表面的血凝素与红细胞结合，试验简便，常用于黏病毒、乙型脑炎病毒感染的辅助诊断。

3.特异性IgM抗体的检测　病毒感染机体后，特异性的IgM抗体出现较早，检测病毒的IgM抗体可以辅助病毒感染的诊断，常用方法是酶免疫吸附测定（ELISA）。

六、病毒性感染的特异性预防

（一）人工主动免疫

包括灭活疫苗（inactivated vaccine）、减毒疫苗（attenuated vaccine）、亚单位疫苗（subunit vaccine）、基因工程疫苗（genetic engineering vaccine）、重组载体疫苗（recombinant vector vaccine）和核酸疫苗（nucleic acid vaccine）。

（二）病毒感染的治疗

1.核苷类药物：如碘苷（idoxuridine，IDU，疱疹净）、阿昔洛韦（acyclovir，ACV）、阿糖腺苷（vidarabine，adenine arabinoside，Ara-A）、齐多夫定（azidothymidine，AZT，叠氮腺苷）、双脱氧腺苷（dideoxyinosine，didanosin，DDI）、拉米夫定（lamivudine）、利巴韦林（ribavirin，病毒唑）和索非布韦（sofosbuvir）。

2.非核苷类反转录酶抑制剂：如奈韦拉平（nevirapine）、吡啶酮（pyridone）。

3.蛋白酶抑制剂：如沙奎那韦（saquinavir）、茚地那韦（indinavir）和利托那韦（ritonavir），替拉瑞韦（telaprevir）、波普瑞韦（bovrprevir）和西咪匹韦（simeprevir）。

4.整合酶抑制剂：如拉替拉韦（raltegravir）和艾维雷韦（elvitegravir）。

5.神经氨酸酶抑制剂：如奥司他韦（oseltamivir）和扎那米韦（zanamivir）是流感病毒神经氨酸酶抑制剂。

6.干扰素和干扰素诱生剂。

7.治疗性新抗体。

（许　俊）

第二节　呼吸道病毒

呼吸道病毒（respiratory virus）是指以呼吸道为侵入门户，在呼吸道黏膜上皮细胞中增殖，引起呼吸道局部感染或呼吸道以外组织器官病变的一类病毒（表2-1）。

表2-1　主要呼吸道病毒

病毒科	病毒种类	疾病
正黏病毒	甲、乙、丙型流感病毒	流行性感冒
副黏病毒	副流感病毒1～5型	支气管炎
	呼吸道合胞病毒	婴儿支气管炎，支气管肺炎
	麻疹病毒	麻疹
	腮腺炎病毒	流行性腮腺炎
	亨德拉病毒	脑炎，呼吸道感染
	尼帕病毒	脑炎，呼吸道感染
	人偏肺病毒	毛细支气管炎，上呼吸道感染
披膜病毒	风疹病毒	小儿风疹
小RNA病毒	鼻病毒	普通感冒
冠状病毒	SARS-CoV，MERS-CoV，COVID-19	严重急性呼吸综合征，中东呼吸综合征，新型冠状病毒病
腺病毒	腺病毒	小儿肺炎

一、正黏病毒

正黏病毒科（*Orthomyxoviridae*）是指对人或某些动物细胞表面的黏蛋白有亲和性的一类有包膜的病毒。人流感病毒是人流行性感冒（流感）的病原体，分为甲（A）、乙（B）、丙（C）3型。其中甲型流感病毒的抗原性易发生变异，导致大流行。

（一）流感病毒的生物学特征

1.流感病毒形态和结构（图2-1）　流感病毒体结构包括病毒基因组和蛋白质组成的核衣壳和包膜。病毒的基因组与编码蛋白：流感病毒的基因组是分段的单负链RNA，全长13.6kb，在其末端有12～13个核苷酸高度保守，与病毒复制有关，病毒复制在细胞内进行。

甲型流感病毒有8个RNA节段，第1～3个RNA片段分别编码聚合酶碱性蛋白2（polymerase basic protein 2，PB2）、聚合酶碱性蛋白1（polymerase basic protein 1，PB1）和聚合酶酸性蛋白（polymerase acidic protein，PA），它们共同组成了RNA依赖的RNA聚合酶复合体；第4～6个RNA片段分别编码血凝素（hemagglutinin，HA）、核蛋白（nucleoprotein，NP）和神经氨酸酶（neuraminidase，NA）；第7个RNA片段编码基质蛋白（matrix protein，MP），包括M1和M2；第8个RNA片段编码非结构蛋白（nonstructural protein，NS），包括NS1和NS2。

2.核衣壳　位于病毒体的核心，呈螺旋对称，无感染性，由病毒基因组、RNA依赖的RNA聚合酶复合体及覆盖表面的NP组成。

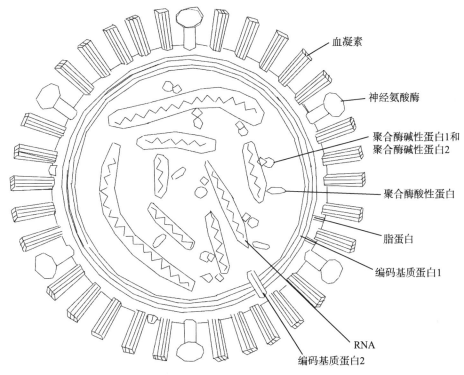

血凝素

神经氨酸酶

聚合酶碱性蛋白1和
聚合酶碱性蛋白2

聚合酶酸性蛋白

脂蛋白

编码基质蛋白1

RNA

编码基质蛋白2

图2-1　流行性感冒病毒的结构

3.包膜　由内侧的基质蛋白（MP）和外层的脂蛋白（lipoprotein，LP）组成，具有维持病毒外形完整性结构等作用。MP抗原结构稳定，其中的M1蛋白是病毒的主要结构成分，与病毒形态、装配和出芽释放有关。M2蛋白是离子通道型跨膜蛋白，参与病毒复制；LP主要来源于宿主细胞膜。病毒体包膜上镶嵌两种刺突，以疏水末端插入到脂质双层中，即血凝素（HA）和神经氨酸酶（NA）。HA数量一般较NA多，约是5∶1.HA和NA的抗原不稳定，容易发生变异，是划分甲型流感病毒亚型的主要依据。HA约占病毒蛋白的25%，为糖蛋白三聚体，分为血凝素1（HA1）和血凝素2（HA2）。HA1是病毒与红细胞、宿主细胞受体唾液酸（sialic acide，SA）连接的部分，与病毒的吸附和感染有关；HA2具有膜融合活性，参与病毒包膜与细胞包膜的融合和释放病毒核衣壳的过程。NA占病毒蛋白的5%，为糖蛋白的四聚体。NA的主要功能是：参与病毒释放；促进病毒的扩散；具有抗原性。

（二）复制周期

流感病毒感染宿主时，HA与宿主呼吸道黏膜上皮细胞膜表面的受体唾液酸结合，引起细胞膜内陷，并以胞饮的方式吞入病毒颗粒，随后病毒在病毒粒子通道的作用下，降低细胞内pH，引起HA蛋白变构，病毒包膜与细胞膜融合，释放病毒核衣壳进入细胞质内，病毒核衣壳以vRNP形式，把细胞质转移到细胞核内，启动病毒RNA的转录复制，生产的mRNA转移到胞质，指导合成病毒的结构蛋白和非结构蛋白，并装配流感病毒，最后以出芽方式释放出子代病毒颗粒。见图2-2。

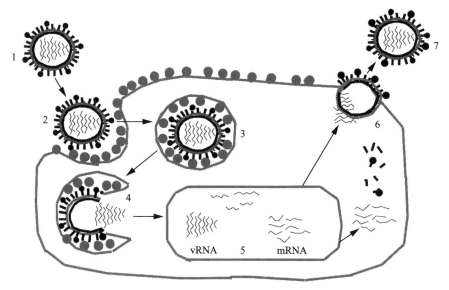

图2-2　甲型流感病毒的复制过程

（三）分型和变异

根据核蛋白（NP）和基质蛋白（MP）的抗原性不同，流感病毒分为甲、乙、丙3型。又根据病毒表面的血凝素（HA）和神经氨酸酶（NA）的抗原性不同，把甲型流感病毒分为若干亚型。HA目前分型有16种，NA有9种。

流感病毒的抗原性变异分为抗原性转变（antigenic shift）和抗原性漂移（antigenic drift）两种形式。抗原性转变是抗原结构出现大幅度变异，常引起大流行；抗原性漂移属于量变，即亚型内变异，变异幅度小，常引起小规模流行。

（四）流感病毒抵抗力

不耐热，56℃，30分钟即可灭活；0～4℃能存活数周。对于干燥、日光、紫外线及乙醚、甲醛等化学试剂敏感。

（五）流感病毒的致病性

唾液酸是甲型和乙型流感病毒受体的基本成分，其末端携带的唾液酸-α-半乳糖β葡萄糖残基包括α-2,3-Gal-β1，4-Glu与α-2,6-Gal-β1，4-Glu残基两种。前者是禽流感病毒受体，主要分布于下呼吸道的支气管及其前端的肺泡细胞上，后者是人流感病毒受体，主要分布于咽喉和鼻腔的细胞表面。

H7N9型禽流感是一种新型的禽流感。人感染的H7N9禽流感是由H7N9亚型禽流感引起的急性呼吸道传染病。由于种属的屏障，禽流感病毒只是偶然情况下感染人，目前还没有发现H7N9禽流感在人传人的确切传播证据。H7N9亚型的禽流感（avian influenza virus，AIV）是一种甲型流感。流感病毒属于正黏病毒科，根据核蛋白（NP）和基质蛋白（MP）的不同，可以分为A型（甲型）、B型（乙型）和C型（丙型）。其中甲型流感病毒依据病毒表面血凝素（HA）和神经氨酸酶（NA）的不同，划分为18种HA亚型和

11种NA亚型。水禽是A型流感病毒的天然宿主，其中能通过跨种间传播感染人的禽流感病毒主要包括H5N1、H6N2、H7N9、H9N2等亚型，H5和H7亚型属于高致病性禽流感（highly pathogenic avian influenza，HPAI）。不同亚型的禽流感病毒共同感染鸟类后，在宿主体内易发生基因片段重组，产生新的流感病毒。H7N9禽流感病毒正是一种新的重组病毒。

H7N9禽流感病毒在2013年2月在我国首次暴发，主要是通过飞沫传播，经过呼吸道感染人体。可以引起急性呼吸窘迫综合征（acute respiratory distress syndrome，ARDS）、休克及多器官功能障碍综合征（multiple organ dysfunction syndrome，MODS）。

H3N2是人季节性流感病毒的典型代表，而H5N1和H7N9均是高致病性禽流感（HPAI），三者均对人类健康构成重大威胁，其流行病学特征及临床表现具有一定的相似性。在季节性流感流行期间，老年人（＞65岁）住院率较高。H7N9感染者是由于接触活禽，多见于59岁以上男性，这可能与该年龄段人群的先天免疫和适应性免疫系统功能减弱有关。

H7N9跨种间传播感染人：流感病毒的跨种间传播主要是与病毒基因组重排及突变点积累导致的病毒变异有关。其中的聚合酶碱性蛋白2（polymerase basic protein 2，PB2）是跨宿主传播的最重要因素。

H7N9禽流感病毒可与呼吸道上皮细胞的唾液酸α-2,3半乳糖苷受体（SAα-2,3受体，也称为禽流感病毒受体，主要分布在下呼吸道、细支气管和肺部）和SAα-2,6受体（也称为唾液酸α-2,6半乳糖苷受体，或称人流感病毒受体，主要分布在上呼吸道，气管及支气管）结合，即H7N9病毒具有双受体结合的特点，与H5N1病毒相比，H7N9禽流感病毒对人型受体具有更高的亲和力，这可能是导致其跨种间传播的关键原因。

气道上皮细胞（airway epithelial cells，AECs）是呼吸道最表层的组织结构细胞，它组成包括支气管基底细胞、柱状纤毛上皮细胞、杯状细胞、Clara细胞以及肺泡Ⅰ型和Ⅱ型细胞。气道上皮是宿主抵御外病原体及有害物质的物理-生物屏障。AECs的生理功能是分泌、转运黏液和抗菌肽，重吸收气道表面的液体，通过纤毛运动清除外来刺激物。

禽流感病毒主要是通过感染AECs，或通过黏膜上皮的微擦伤来感染黏膜下固有层。H7N9禽流感病毒感染AECs导致细胞凋亡及细胞内、外结构破坏，包括流感病毒直接诱导AECs凋亡和坏死；通过细胞因子间接诱导上皮细胞死亡；AECs在感染早期是诱导凋亡，在感染后期转变为焦亡（pyroptosis，即病毒感染的炎症反应）；AECs间紧密连接的破坏导致黏膜上皮屏障的损伤。

禽流感患者的体内血清中干扰素γ诱导10kD蛋白（10kD interferon-gamma-induced protein，IP-10）、巨噬细胞炎性蛋白（macrophage inflammatory protein，MIG）、单核细胞趋化蛋白1（monocyte chemoattractant protein-1，MCP-1）、白介素（interleukin，IL）6、IL8及干扰素-α（interferon-α）等细胞因子表达水平显著高于正常者，提示禽流感诱导细胞因子风暴损伤。

细胞因子风暴假说：在HPAI病毒感染诱导的ARDS中起关键作用，流感病毒感染的上皮细胞与多种免疫细胞产生大量的细胞因子，这些细胞因子具有多种生物效应。

（六）微生物学检查

1.病毒的分离与鉴定　采集发病3天以内病毒的咽拭子。

2.血清学诊断　采集病毒急性期（发病5天内）和恢复期（第24周）的双份血清，用HI试验检查抗体效价。如恢复期比急性期血清抗体效价升高4倍以上，即可做出诊断。

3.快速诊断　采用RT-PCR或ELISA检查病毒抗原方法。

二、副黏病毒

副黏病毒科（*Paramyxiviridae*）包括副流感病毒、麻疹病毒、呼吸道合胞病毒、腮腺炎病毒、尼帕病毒和人偏肺病毒。

副黏病毒与正黏病毒不同，无HA蛋白和NA蛋白。

（一）麻疹病毒

麻疹病毒（measles virus）：麻疹是一种传染性很强的急性传染性疾病，常见于儿童，以皮肤丘疹、发热和呼吸道症状为主要特征。此外，麻疹病毒感染还与亚急性硬化性全脑炎（subacute sclerosing panencephalitis，SSPE）有关。

麻疹病毒的生物学性状：病毒是球形或丝形，直径120～250nm。单负链的RNA全长16kb，包括*N*、*P*、*M*、*F*、*H*、*L*共6个基因，分别编码6种结构和功能蛋白，包括核蛋白（nucleoprotein，NP）、磷蛋白（phosphoprotein，P）、膜蛋白（membrane protein，M）、融合蛋白（fusion protein，F）、血凝素（hemagglutinin，HA）和依赖RNA的RNA聚合酶（large polymerase，L）。病毒表面有HA和溶血素（hemolysin，HL）两种糖蛋白刺突，但没有神经氨酸酶（NA）。

人是麻疹病毒的唯一自然储存宿主。传染源是急性期麻疹患者，在患者出疹前6天至出疹后3天内有传染性，主要是经飞沫传播，也可经密切接触传播。麻疹传染性强，易感者接触后几乎全部发病。麻疹病毒经过呼吸道进入机体后，首先感染具有麻疹病毒受体的CD46分子的靶细胞，增殖后，再侵入淋巴结增殖，入血后形成第一次病毒血症，同时病毒在全身淋巴结组织中大量增殖后再次入血，形成第二次病毒血症。患者发热，在结膜、鼻咽黏膜和呼吸道黏膜引起上呼吸道卡他症状；在口腔的颊部内侧黏膜表面形成特征性的中心灰白、周围红色的Koplik斑；发病第3天后，患者出现特征性米糠样皮疹，麻疹患儿在皮疹出齐后24小时后体温开始下降，1周左右呼吸道症状消失；部分体弱的小儿，出现继发性细菌性肺炎、支气管炎。

麻疹病毒感染后，约有0.1%的患者出现迟发性超敏反应疾病，如脑脊髓膜炎，常发生于病愈1周后，呈典型的脱髓鞘改变及明显的淋巴细胞浸润，病死率高达15%。

麻疹后获得终身免疫力，包括体液免疫和细胞免疫。

麻疹的微生物检测包括：病毒分离和鉴定；血清学诊断，即取急性期和恢复期双份血清，进行HI试验等。当抗体滴度增高4倍以上时，可以辅助诊断麻疹病毒感染。此外，取患者咽漱液，采用RT-PCR或荧光抗体标记检测麻疹病毒抗原。

（二）腮腺炎病毒

腮腺炎病毒（mumps virus）主要引起流行性腮腺炎，多见于儿童。腮腺炎病毒呈球形，直径为100～200nm，核衣壳呈螺旋对称；核酸为非分节段的单负链RNA，长15.3kb，共编码7种蛋白，分别是核蛋白（N）、磷蛋白（P）、膜蛋白（M）、融合蛋白（F）、小疏水蛋白（small hydrophobic protein, SH）、血凝素/神经氨酸酶（HN）和依赖RNA的RNA聚合酶（L）。病毒包膜上有HA和NA糖蛋白刺突。腮腺炎病毒仅1个血清型。

人是腮腺炎病毒唯一的储存宿主，主要通过飞沫传播。病毒受限于鼻或呼吸道上皮细胞内增殖，随后引起病毒血症，并扩散到腮腺及其他器官，部分病例可以累及胰腺、睾丸、卵巢和脑。疾病的潜伏期为7～25天，平均18天；排毒期为发病前6天至发病后的1周；病后可以获得持久免疫力。目前采用麻疹-腮腺炎-风疹三联疫苗（MMR）进行接种，免疫效果较好。

（三）呼吸道合胞病毒

呼吸道合胞病毒（respiratory syncytial virus，RSV）只有1个血清型，主要引起6个月以下婴幼儿支气管炎及肺炎；但在较大年龄的儿童或成人，主要引起感冒或上呼吸道感染。病毒的形态为球形，直径为120～200nm，有包膜，基因组为非分节段的单负链RNA，主要编码10种蛋白，即融合蛋白（F）、黏附蛋白（G）、小疏水蛋白（SH）3种跨膜蛋白，两种基质蛋白M1和M2蛋白，3种与病毒RNA相结合形成的核衣壳蛋白（N、P和L），两种非结构蛋白（NS1，NS2），病毒包膜上有糖蛋白组成的刺突，但无HA、NA和HL。病变的特点是能形成多核巨细胞，胞质内有嗜酸性的包涵体。病毒的抵抗力弱，对热、酸和胆汁及冻融处理敏感（图2-3）。

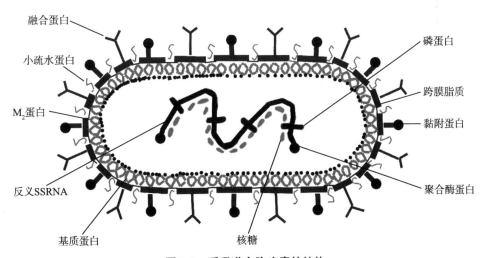

图2-3　呼吸道合胞病毒的结构

RSV感染流行于冬季或早春，传染性强，主要是经飞沫传播，或经过污染的手或物体表面传播。病毒先在鼻咽上皮细胞中增殖，随后扩散到下呼吸道，但不形成病毒血症，潜伏期为4～5天，RSV仅引起呼吸道纤毛上皮细胞损伤，严重的RSV感染主要是机体产生特异性IgE抗体，与RSV相互作用引起Ⅰ型超敏反应。RSV所致疾病临床上与其他病毒或细菌所致类似，常用免疫荧光试验直接检测咽部脱落上皮细胞内的RSV抗原，以及RT-PCR检测病毒核酸来辅助诊断。

（四）副流感病毒

副流感病毒（parainfluenza virus）属于副流感病毒科的德国麻疹病毒属。病毒呈球形，直径为125～250nm，核酸是不分节段的单负链RNA，主要编码融合蛋白（F）、凝血素/神经氨酸酶（HN）、基质蛋白（M）、核蛋白（N）、聚合物复合物（P＋C）和RNA依赖的RNA聚合酶（L）蛋白。核衣壳呈双螺旋对称，包括膜上的两种刺突，一种是HN蛋白，具有HA（血凝素）和NA（神经氨酸酶）作用；另一种是F蛋白，具有融合细胞及溶解红细胞的作用。病毒RNA在细胞质内复制。

副流感病毒分为5型。其中的1、2和3型副流感病毒是感染人类的主要类型。病毒经过飞沫传播，首先在呼吸道上皮细胞中增殖，一般不引起病毒血症。副流感病毒引起各个年龄段的上呼吸道感染；特别也可以引起婴幼儿严重呼吸道疾病，如哮喘、细支气管炎和肺炎等。婴儿可以从母体获得副流感病毒抗体，但无保护作用。潜伏期一般为2～6天。实验室一般采用细胞培养分离鉴定病毒，或免疫荧光检查鼻咽部的脱落细胞中的病毒抗原。

三、冠状病毒

冠状病毒（coronavirus）属于冠状病毒科（*Coronavidae*）冠状病毒属（*Coronavirus*）。由于病毒包膜上有向四周伸出的凸起，形如花冠而得名（图2-4）。目前从人分离出来的冠状病毒主要有普通冠状病毒229E、OC43、NL63、HKU1，SARS冠状病毒（severe acute respiratory syndrome coronavirus，SARS-CoV），中东呼吸综合征冠状病毒（Middle East respiratory coronavirus，MERS-CoV）和新型冠状病毒（SARS-CoV-2）。

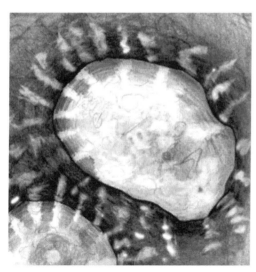
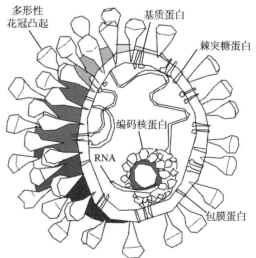

图2-4 冠状病毒的形态及结构

　　冠状病毒（coronavirus）是一种包膜型无节段阳性 RNA 病毒，属于冠状病毒科（*Coronaviridae*）和无节段病毒目（*Nidovirales*），是目前已知最大的正链 RNA 病毒，其基因组长度为 26 000～32 000 bp，成熟的冠状病毒直径为 60～220 nm，因在电子显微镜下呈日冕状或皇冠状，故名为冠状病毒。冠状病毒于 1937 年首次从禽类分离，1965年 Tyrrell 等将普通感冒患者鼻冲洗液接种到人胚气管细胞，检测到病毒增殖，并于1968 年鉴定为人冠状病毒。根据病毒的血清学和基因组特点，现将冠状病毒亚科分为 α、β、γ、δ 4 个属，其中 β 冠状病毒又分为 A、B、C、D 四系。目前已知可引起人类感染的冠状病毒有以下 7 种：人冠状病毒 229E（HCoV-229E）、人冠状病毒 OC43（HCoV-OC43）、严重急性呼吸综合征冠状病毒（severe acute respiratory syndrome coronavirus，SARS-CoV）、人冠状病毒 NL63（HCoV-NL63）和人冠状病毒 HKU1（HCoV-HKU1）、中东呼吸综合征冠状病毒（MERS-CoV）、2019 新型冠状病毒（SARS-CoV-2）。冠状病毒基因组大小为 26～32kb，结构高度保守，基因组约有 67% 用于编码复制酶，剩下的用于编码结构蛋白和辅助蛋白。冠状病毒大都利用细胞表面的蛋白酶作为其感染细胞的受体。病毒表面的棘突是由 S 膜糖蛋白以三聚体的形式组成。S 蛋白有两个区域：S1 和 S2。S1 形成棘突的头部；S2 组成棘突的柄部。受体结合区域（receptor binding domain，RBD）是位于 S1 上面的段较短的氨基酸序列，约从第 455 到第 504 个氨基酸（表 2-2）。

表2-2　人冠状病毒

病毒亚型	发现年份	类别	基因组特点	受体	主要相关疾病
HCoV-229E	1965	α	27.2kb	CD13	普通感冒
HCoV-OC43	1967	β-A	31.3kb	唾液酸	普通感冒
SARS-CoV	2003	β-B	29.7kb	ACE2	严重急性呼吸综合征
HCoV-NL63	2004	α	27.5kb，2 个亚型	ACE2	小儿急性下呼吸道感染
HCoV-HKU1	2005	β-A	29.9kb，3 个亚型	不清楚	急性呼吸道感染
MERS-CoV	2012	β-C	30.1kb	CD26（DPP4）	急性呼吸窘迫综合征，肺炎，急性肾衰竭
SARS-CoV-2	2019	β	尚不明确	ACE2	肺炎，急性呼吸窘迫综合征，尿毒症休克

　　注：HCoV-229E 为人冠状病毒 229E；HCoV-OC43 为人冠状病毒 OC43；SARS-CoV 为严重急性呼吸综合征冠状病毒；HCoV-NL63 为人冠状病毒 NL63；HCoV-HKU1 为人冠状病毒 HKU1；MERS-CoV 为中东呼吸综合征冠状病毒；SARS-CoV-2 为 2019 新型冠状病毒

　　新冠病毒感染人体后，可以通过血管紧张素转化酶 2（ACE2）进入细胞，因此，高表达 ACE2 又直接接触外界的肺组织成为新型冠状病毒的主要入侵对象。ACE2 在人体中还高表达于血管内皮细胞、心脏、肾、肝、消化道等组织器官，所有表达 ACE2 的组织器官都可能是新型冠状病毒与免疫细胞的战场，最终导致多器官衰竭，危及生命。

　　已经证实，SARS-CoV 和 SARS-CoV-2 都是利用细胞表面的血管紧张素转化酶 2（ACE 2）作为它们的受体。ACE2 集中分布在上呼吸道、肺 II 型上皮细胞以及肠道上皮细胞顶端的细胞膜上，这和冠状病毒感染部位十分吻合。从SARS RBD-ACE2复合物的晶体结构可以看出，受体结合区RBD有多个基团与ACE2紧密结合。而且抗RBD特异性抗体可以有效地阻断SARS病毒的感染。一般认为ACE2参与血压平衡调节，其功能和ACE1的升压功能相反。ACE2在呼吸系统的功能并不十分清楚。用内毒素诱导的小鼠实验模型证明，缓激肽的活性降解产物DABK是ACE2的底物。抑制ACE2的活性通过产生细胞因子5（CXCL-5）导致急性炎症反应。也有研究表明，ACE2可以通过调节IL-17产生降低细菌感染引起的炎症反应。因此，ACE2的一个重要功能可能就是调控肺部的炎症反应。也有一些间接证据表明，降低ACE2活性和肺纤维化有关。冠状病毒和受体结合后，S蛋白被细胞蛋白酶TMPRSSs切割去除S1区，暴露出位于S2区的融合区，从而促使病毒包膜和细胞膜系融合，使得病毒核衣壳进入细胞质。从核苷酸顺序上来看，新型冠状病毒在S1和S2之间的蛋白酶切割位点插入了PRRA 4个氨基酸，这可能使得切割更为有效。进入细胞后，病毒利用细胞本身的蛋白质合成系统合成复制酶及其他结构蛋白和辅助蛋白。病毒基因组的复制是由病毒自身编码的复制酶完成的。冠状病毒的复制酶是一个RNA依赖的RNA合成酶，而不是一个反转录酶。因此，冠状病毒的复制不需要以DNA作为中间模板。复制酶复合物的复杂性和多活性特征为抗病毒药物的设计提供了潜在的靶点。冠状病毒的结构蛋白有4种，包括棘突蛋白S、包膜蛋白E、膜蛋白M和核衣壳蛋白N。有些β属病毒还编码第5种蛋白（血凝素酯酶HE）。这些蛋白都是通过内质网系统合成的。N蛋白和病毒RNA结合形成核衣壳。M蛋白是病毒的结构膜蛋白，以二聚体的形式存在，通过与核衣壳结合促进病毒粒子的组装。E蛋白具有离子通道活性，参与病毒的组装和释放。E蛋白缺失可导致病毒致病性下降。冠状病毒颗粒的组装和释放是借助于细胞的高尔基复合物系统来完成的。

四、风疹病毒

风疹病毒（rubella virus, RV）为披膜病毒科（*Togaviridae*）风疹病毒属（*Rubivirus*）的唯一成员，是风疹（rubella, Germen measle）的病原体，除可以引起儿童、普通成人普通的风疹外，还可以引起胎儿畸形等先天性风疹综合征（congenital rubella syndrome, CRS）。风疹病毒为单股正链RNA病毒，直径约60nm，有包膜、核衣壳，为二十面体对称，基因组全长9.7kb，含2个ORF（开放阅读框）。5′端为ORF1编码两个非结构蛋白（NSP），3′端为ORF2编码一条分子量为230kDa的多聚蛋白前体，酶切后形成3种结构蛋白，即核衣壳蛋白（C）和两个包膜蛋白（E1和E2）。病毒包膜蛋白刺突有血凝性。风疹病毒只有一个血清型；风疹病毒，对热、脂溶剂和紫外线敏感。

人是风疹病毒唯一自然宿主。经过呼吸道传播，病毒在呼吸道局部淋巴结增殖后，经过病毒血症播散到全身。潜伏期为2周左右，出现发热、轻微的麻疹样出疹，伴有耳后及枕下淋巴结肿大。严重者可伴关节炎、关节疼痛、血小板减少、脑炎。风疹病毒感染可以通过垂直传播引起胎儿先天性感染，影响胎儿的正常发育，导致流产或先天性风疹综合征（先天性心脏病、先天性耳聋等）。孕妇感染风疹病毒时要进行早期诊断，能有效减少畸形儿的发生。常见检查方法有：①通过检测孕妇血液中的特异性IgM抗体进行早期诊断；或双份血清检查病毒特异性抗体，若抗体滴度呈4倍以上增高有助于诊断。②检测胎儿羊水或绒毛膜中的病毒抗原或病毒核酸，进行产前诊断。③抽取羊水或绒毛膜进行病毒分离。

目前风疹病毒感染尚无有效治疗方法。风疹减毒疫苗接种是预防风疹的有效手段。儿童在8个月接种1剂麻风疫苗，在18～24月龄接种1剂麻疹-腮腺炎-风疹三联疫苗，可以获得高水平抗体且保持数十年免疫力。

五、腺病毒

腺病毒（adenovirus）属于腺病毒科（*Adenoviridae*）哺乳动物腺病毒属（*Mastadenovirus*）。腺病毒颗粒直径60～90nm，无包膜，基因组为线状DNA，约3.6kb；衣壳呈二十面体立体对称，由252个壳粒组成，其中240个壳粒是六邻体（hexon），含有组特异性α抗原；位于二十面体顶端是12个壳粒组成的五邻体（penton），每个五邻体包括基底部分或伸出表面的一根末端有顶球的纤突；基底部分含有组特异性β抗原和毒素样的活性，可以引起细胞病变；纤突蛋白型特异性γ抗原。腺病毒耐酸，耐温，耐脂溶剂能力强；56℃ 30分钟可以杀灭。

人腺病毒分为A～G，共7组，42个血清型，主要通过呼吸道传播，3、7、11、14、21型主要引起婴幼儿肺炎和上呼吸道感染。其中的3型和7型腺病毒是腺病毒肺炎的主要病原；3、7、14型引起咽结膜热（pharyngoconjunctival fever，PCF）；8、19、31型引起流行性角膜炎（epidemic keratitis）；40、41型引起儿童病毒性肺炎。

腺病毒肺炎占病毒性肺炎的20%～30%，在北方多见于冬春两季，南方多见于秋季。80%的腺病毒肺炎发生在6个月到2岁婴幼儿，潜伏期3～8天。多以骤然高热（39℃以上）、咳嗽、呼吸困难及发绀、嗜睡、惊厥、腹泻和结膜炎等症状为主；学龄前儿童及学龄儿童的腺病毒肺炎以持续高热为主，其他症状轻微。

腺病毒肺炎的主要病理改变是灶状或融合性的坏死、肺浸润和支气管炎，心脏间质炎症及中枢神经系统小血管壁反应。

一般根据流行情况及临床表现初步诊断；结合免疫荧光技术，ELISA检测特异性的IgM进行快速诊断；双份血清抗体检查可以回顾诊断。目前对该病缺乏抗病毒药物及疫苗。

六、鼻病毒

鼻病毒（rhinovirus）属于小RNA病毒科（*Picornaviridae*）鼻病毒属（*Rhinovirus*）。病毒颗粒由病毒单股正链RNA与VP1-VP4蛋白组成，呈二十面立体对称，有114种血清型。鼻病毒具有与肠道病毒相似的结构、组成与生物学性状，但有与肠道病毒不同的特点。鼻病毒不耐酸，在pH3.0时迅速被灭活。细胞间黏附分子-1（ICAM-1）是鼻病毒感染细胞的受体。

鼻病毒通常寄生于上呼吸道，可以引起成人的普通感冒及儿童的上呼吸道感染、支气管炎等；潜伏期24～48小时。临床主要表现是流涕、鼻塞、头痛、咳嗽、体温升高不明显。多为自限性疾病，1周左右自愈。

鼻病毒感染后产生呼吸道局部sIgA，对同型病毒有免疫力；但病毒可以产生抗原偏移，导致反复感染。微生物检测在临床诊断上意义不大。

（许　俊）

第三节　非典型病原体肺炎

非典型病原体肺炎（atypical pneumonia）最早是在1938年由Hobart Reimann首次提出的，最初是用来描述临床上原因不明的肺炎。目前关于非典型病原体肺炎包括的疾病仍存在广泛的解释（表2-3）。

表2-3　非典型病原体肺炎

学会	发表年度	非典型病原体肺炎的定义
ATS/IDSA	2007	肺炎支原体肺炎
		肺炎衣原体肺炎
		军团菌属肺炎
		呼吸道病毒肺炎
BTS	2009	肺炎支原体肺炎
		肺炎衣原体肺炎
		鹦鹉热衣原体肺炎
		贝纳特氏立克次体肺炎
ERS	2011	肺炎支原体肺炎
		肺炎衣原体肺炎
		军团菌属肺炎

注：ATS.美国胸部学会；IDSA.美国感染性疾病学会；BTS.英国胸部学会；ERS.欧洲呼吸学会

一、军团菌

军团菌属（*Legionella*）的细菌是一类革兰阴性的杆菌，广泛分布于自然界，尤其是适宜的温暖潮湿地带的天然水源和人工冷热管系统中，本属的细菌已有50多种，从人体分离出的有嗜肺军团菌、米克戴德军团菌、伯兹曼军团菌等20多种。对人体致病的主要是嗜肺军团菌（L.pneumophila）。

军团病（legionnaires disease）的名称是来源于1976年7月在美国费城举行的退伍军人大会期间，突然暴发一种原因不明的肺炎，当时称为军团病，后来分离出一种新的革兰阴性杆菌，命名为军团菌，1984年正式命名为军团菌属。该菌还能引起一种叫作庞蒂亚克热（Pontiac fever）的疾病，临床表现为轻型的军团病。

军团菌的生物学性状：革兰阴性杆菌，为专性需氧菌，2.5% ～ 5% CO_2可以促其生长；抗原组成为O抗原和H抗原。根据O抗原可以分成1 ～ 16个血清型。我国主要是流行1型和6型。军团菌抵抗力强，在适宜环境中可以长期存活；嗜肺军团菌为胞内寄生菌，对化学消毒剂、干燥剂、紫外线敏感，但对酸和氯有一定抵抗。

嗜肺军团菌生活在水中，通过微风和阵风传播，然后吸入呼吸道，主要引起军团病，也可引起医院感染。军团菌能产生多种酶类、毒素和溶血素，直接伤害宿主。嗜肺军团菌主要引起军团病，也可引起医院感染。多见于夏秋季节，主要是经飞沫传播。军团病有3种感染类型：流感样型、肺炎型和肺外感染型。

流感型军团病也称为庞蒂亚克热，为轻型感染，表现为发热、寒战、肌肉酸痛等症状，持续3～5天缓解，X线无肺炎征象。

肺炎型也称为军团病，起病急骤，以肺炎为主要表现，患者出现高热寒战、头痛，肌痛剧烈，开始为干咳，以后出现脓痰或咯血，常有中枢神经症状和消化道症状，死亡率为15%～20%。

肺外型为继发性感染，出现脑、肾和肝等多脏器感染症状。

微生物检测：采集下呼吸道分泌物、肺活检或胸腔积液等标本进行细菌学检测；用BCYE培养基分离和培养；或采集已知的荧光标记抗体进行直接免疫荧光试验，具有诊断作用；PCR技术检测该菌的核酸有助于快速诊断。

目前尚没有嗜肺军团菌特异性疫苗，治疗可首选红霉素。在医院的空调冷却水、辅助呼吸机等产生的气溶胶颗粒中能检测到此菌。

二、支原体

支原体（mycoplasma）是一类缺乏细胞壁，呈高度多形性的、能通过过滤器的最小原核细胞型微生物。支原体归属于柔膜菌门（Tenericutes），柔膜体纲（Mollicutes）。人类致病的支原体主要是肺炎支原体（M.pneumonia）、人型支原体（M.hominis）、生殖支原体（M.fermentans）、嗜精子支原体（M.spermatophilum）。

支原体的菌体为0.3～0.5μm，基因组为环状的双股DNA。肺炎支原体大小为0.2～0.3μm，有高度的多形性；基因组大小为835kb。主要经过飞沫传播，一年四季均可以发病，但夏末秋初多发，以5～15岁青少年发病率最高。肺炎支原体的顶端结构中有P1表面蛋白（170kDa）和P30表面蛋白（32kDa），为主要黏附因子，使肺炎支原体黏附在呼吸道的上皮细胞表面，定植后侵入细胞间隙，产生过氧化氢，使宿主细胞的触酶失去活力，纤毛运动减弱或脱落；肺炎支原体的脂蛋白能刺激感染部位释放出大量的TNF-α、IL-1、IL-6等促炎症细胞因子引起组织损伤；社区获得性呼吸窘迫综合征毒素（comminity-acquried respiratory distress syndrome toxin，CARDS）是肺炎支原体产生的一种外毒素。肺炎支原体多引起间质性肺炎，临床症状较轻，如咳嗽、发热及咽喉疼痛、肌肉酸痛等，临床症状多在5～10天消退，但胸部X线改变会相对滞后，持续4～6周才消退。

肺炎支原体的分离和培养阳性率低且耗时，不利于临床快速诊断；血清学检测临床上多采用冷凝集试验，但只要50%出现阳性，而且其他病毒如呼吸道合胞病毒、腮腺炎病毒和流感病毒均可以出现阳性，所有此反应为非特异性的。

目前多主张抗原和核酸检测：采用P1蛋白和P30蛋白单克隆抗体的ELISA检测患者的痰、支气管灌洗液等肺炎支原体抗原；采用PCR检测病毒痰液标本中的肺炎支原体168rRNA基因或P1基因，本方法特异性和敏感性均高，适合临床大量样品检测。

肺炎支原体感染多采用罗红霉素、克拉霉素及阿奇霉素等大环内酯类或氧氟沙星、司帕沙星等喹诺酮类治疗。

三、立克次体

立克次体（rickettsia）是一类以节肢动物为传播媒介、严格细胞内寄生的原核细胞型微生物。立克次体是由美国病理学家 Howard Talor Ricketts 于1909年首次发现。根据16S rRNA 和23S rRNA 进化树同源性分析，将立克次体目（Rickettsiales）分为3个科，即立克次体科（Rickettsiaceae）、无形体科（Anaplamataceae）和全孢菌科（Holosporaceae）。

立克次体的共同特点是：革兰阴性菌；有细胞壁，但形态多样；专性的活细胞内寄生，以二分裂方式繁殖；以节肢动物作为传播媒介或储存宿主；多数是人畜共患，引起发热出疹性疾病，对多种抗生素敏感。

立克次体细胞壁含5肽聚糖和脂多糖。外膜表面出现微荚膜样蛋白层，由多聚蛋白 OmpA 或 OmpB 组成，具有黏附宿主细胞和抗吞噬作用。

立克次体属菌体脂多糖为群特异性抗原，外膜蛋白构成种特异性抗原；立克次体属、恙虫病东方体以及腺热埃里希体与变形杆菌具有共同抗原，故可以利用这些菌株的菌体抗原（OX19，OX2，OXk）代替立克次体抗原检测患者血清中的相应抗体，此交叉凝集试验称为外斐反应（Weil-Felix reaction），可以帮助诊断。

立克次体抵抗力较弱，在56℃ 30分钟即可灭活，在节肢类动物（包括蜱、螨、虱、蚤等）中存活数月。对氯霉素及四环素敏感，但磺胺类药物可促进其生长繁殖。

致病机制：立克次体经过皮肤、结膜和黏膜侵入人体，通过淋巴管及血流播散至全身。立克次体主要侵犯小血管及毛细血管内皮细胞，机制如下：①通过黏附素 OmpA 和 OmpB 与宿主细胞表面的受体结合；②磷脂酶A有溶脂作用；③菌体细胞膜上附着的Ⅳ型分泌系统（T4SS）将立克次体的 DNA 和蛋白质转运入宿主细胞质，立克次体进入细胞质后大量繁殖，产生脂多糖等毒性代谢产物，引起血管内皮细胞的病变，当立克次体进入血液后形成立克次体血症。立克次体对血管内皮细胞的直接损伤及释放的内毒素引起的病理生理损伤，包括广泛的血管炎症、通透性增加、水肿、低血容量及低凝血和纤维蛋白溶解系统的激活。病程第2周出现超敏反应，加重病变。

主要致病的立克次体如下。

1.普氏立克次体（R.prowazekii） 是流行性斑疹伤寒（epidemic typhus）或蚤传斑疹伤寒（louse-home typhus）的病原体，是为了纪念捷克科学家 Stanislav von Prowazek 而命名的。患者是普氏立克次体的储存宿主和传染源，人虱是传播媒介。人虱叮咬患者时，立克次体进入虱的肠管上皮细胞内繁殖，当受染的虱叮咬健康人时，立克次体随着粪便排泄于皮肤上，从搔抓的皮肤破损处进入人体。流行性斑疹伤寒的潜伏期约2周，主要表现为急性高热、剧烈头痛及肌痛，4～7天出现皮疹，部分患者伴有神经系统、心血管系统及其他系统损害。血清学诊断立克次体感染的"金标准"：采用特异性外膜蛋白抗原或脂多糖抗原通过间接免疫荧光法检测特异性抗体。Real-time PCR 直接检测外周血、节肢动物等标本中外膜蛋白基因、脂蛋白基因或16S *rRNA* 基因。抗生素首选多西环素。

2.斑疹伤寒立克次体 是地方性斑疹伤寒（endemic typhus）或称鼠型斑疹伤寒（murine typhus）的病原体，又称为莫氏立克次体（R.mooseri）。主要传染源和储存宿主为啮齿类动物（主要是鼠），鼠蚤是主要传播媒介。当鼠蚤叮咬人时，将斑疹伤寒立克次体传染给人，其致病机制与普氏立克次体相似，病后可以获得牢固的免疫力。使用四环素类药物治疗。

3.恙虫病东方体（O.tsutsugamushi）　原称为恙虫病立克次体或东方立克次体，是恙虫病（tsutsugamushi disease），或称丛林的斑疹伤寒（scrub typhus）的病原体。临床上以发热、焦痂或溃疡、淋巴结肿大和皮疹、外周血白细胞减少为主要特征。主要流行带为东南亚、中国和日本等，为自然免疫性疾病。恙虫病东方体主要在啮齿类动物中传播；鼠类感染后无症状，但长期携带病原体，称为主要的传染源。恙虫病东方体主要寄生在恙螨体内。恙虫病是一种急性自然疫源性疾病，人被恙螨叮咬后，经过7～10天潜伏期突然起病，主要在小血管内皮细胞内繁殖，以出芽方式释放，一般不破坏细胞，死亡裂解后释放毒素样物质，引起全身中毒症状及组织器官的血管炎。

4.嗜吞噬细胞无形体（A.phagocytophilum）　是无形体中对人致病的主要病原体，可以引起人粒细胞无形体病（human granulocytic anaplasmosis，HGA），主要寄生于中性粒细胞胞质，以膜包裹的包涵体形式繁殖，用Wright染色或改良的Wright-Giemsa染色呈紫色，类似衣原体包涵体，称为桑葚体（morulae），蠃蜱是该菌主要传播媒介。疫源地为森林、丘陵地区居民或旅游者。主要临床表现为发热伴有白细胞、血小板减少和多器官损伤；HCA患者极易导致多器官受累甚至死亡。经验用药是关键，可采用多西环素或四环素，但禁用磺胺类药物。

5.查菲埃里希体（E.chaffeennisis）　为严格细胞内寄生的革兰阴性小细菌。可以引起人单核细胞埃里希体病（human monocyticehrlichiosis，HME）。主要传播媒介为经蜱叮咬，感染的靶细胞为单核细胞和巨噬细胞，临床主要表现为急性高热，全身不适，头痛及肌痛、骨关节痛及呕吐或腹泻等，严重者引起心、肝、肾等多脏器损伤，出现肺水肿、急性呼吸窘迫综合征。在单核细胞内观察到典型的桑葚状包涵体，或间接免疫荧光抗体检测到相应的抗原可以确诊。

四、衣原体

衣原体（chlamydia）是一类严格的真核细胞内寄生，具有独特的发育周期，能通过细菌滤器的原核细胞型微生物。衣原体的共同特点是：①圆形或椭圆形，有细胞壁，革兰阴性；②以二分裂方式繁殖；③有DNA和RNA两种核酸；④有核糖体；⑤严格细胞内寄生；⑥对多种抗生素敏感。

4种主要对人致病的衣原体有沙眼衣原体、肺炎衣原体、鹦鹉热衣原体及兽类衣原体。

1.沙眼衣原体（chlamydia trachomatis）　分为3种生物型，即沙眼生物型、生殖生物型和性病淋巴肉芽肿生物型（biovar lymphogranuloma venereum，LGV）。主要引起沙眼、包涵体结膜炎，泌尿生殖道感染（非淋菌性尿道炎）、婴幼儿肺炎及性病淋巴肉芽肿（腹股沟化脓性淋巴结炎等）。直接涂片镜检或衣原体抗原或核酸检测有助于诊断。

2.肺炎衣原体（chlamydia pneumonia）　原体直径约0.38μm，呈梨形，有清晰的周浆间隙。肺炎支原体分为3种生物型：人生物型、考拉生物型和马生物型。肺炎支原体的抗原主要有两种，即脂多糖（LPS）抗原和蛋白抗原。肺炎支原体人生物型寄生在人类，经过飞沫或呼吸道分泌物在人与人间传播，约50%成人曾有肺炎衣原体感染，但大部分为亚临床型。肺炎衣原体主要引起肺炎、支气管炎、咽炎和鼻窦炎等，起病缓慢，与肺炎支原体相似。采集痰液、鼻咽拭子及支气管肺泡灌洗液，直接涂片观察到包涵体；再采用荧光或酶标记的特异性单克隆抗体检测肺炎衣原体抗原。微量免疫荧光试验（MIF）是目前检测肺炎衣原体感染最常见且敏感性高的血清学方法，被视为金标准。该试验可以分别测定血清中特异性IgM和IgG抗体，区分近期感染和既往感染。凡是双份血清抗体滴度增高4倍或4倍以上，或单份血清IgM抗体滴度≥1∶512，可以确定为急性感染，IgG≥1∶16表示既往感染。根据肺炎衣原体的165rRNA基因或MOMP编码基因的保守序列设计特异性引物，采用PCR检测特异性DNA片段，可以用于临床标本的快速诊断。

3.鹦鹉热衣原体（chlamydia psittaci） 鹦鹉热是由鹦鹉热衣原体引起的一种自然免疫性疾病。该衣原体在鸟类及家禽中传播，鹦鹉热一般为散发型。原体直径0.2～0.5μm，不含糖原，碘染色呈阴性的包涵体。鹦鹉热衣原体至少有9个血清类型：A，B，C，D，E，F，E/B，WC和M56型，A型及D型毒力较强。人类经过呼吸道吸入病鸟的粪便、分泌物或羽毛的气雾或尘埃而感染，也可经过破损的皮肤或黏膜或眼结膜感染，潜伏期为5～21天，临床多表现为非典型肺炎，采用重组的鹦鹉热衣原体抗原及IFA或ELISA检测特异性抗体IgM的滴度≥1∶16有助于早期诊断。也可以根据16S rRNA或MOMP基因设计特异引物，采用PCR方法进一步快速检测。治疗上多使用多西环素及大环内酯类或喹诺酮类抗生素进行治疗。

（许　俊）

第四节　社区获得性肺炎

一、肺炎三联征

三种情形的肺炎称为肺炎三联征（the pneumonia triad）（表2-4）。医院获得性感染（hospital-acquired infection）是指患者住院48小时后出现的感染。严重的免疫抑制宿主可能有两种感染危险：①机会性感染（opportunistic infection），如肺孢子菌（pneumocystis jirovecii）感染，巨细胞病毒（cytomegalovirus）感染，曲霉菌（aspergillosis）感染；②倾向某种特定病原学感染。儿童社区获得性肺炎（CAP in the younger）多见肺炎支原体肺炎，另外，多出现呼吸道病毒相关性社区获得性肺炎。

表2-4　典型的肺炎三联征

	肺炎获得地点	宿主免疫状态
社区获得性肺炎	社区	免疫功能正常
医院获得性肺炎	医院内	免疫功能正常
免疫抑制宿主肺炎	任何地点	严重免疫抑制

最近几年，上述肺炎三联征受到挑战，多位学者指出三联征不能适用多重耐药（multidrug-resistant，MDR）病原体的挑战。因此，ATS（American Thoracic Society，美国胸部学会）和IDSA（Infectious Diseases Society of America，美国感染性疾病学会）更新了医院获得性肺炎范围见表2-5。

表2-5　改良的肺炎三联征

	肺炎获得地点	宿主免疫状态
社区获得性肺炎	社区，包括透析站和疗养院	免疫功能正常
医院获得性肺炎	医院内，或最近3～6个月有过住院和使用抗生素治疗	免疫功能正常
免疫抑制宿主肺炎	任何地点	严重免疫抑制

二、医疗机构相关性肺炎

医疗机构相关性肺炎（healthcare-associated pneumonia，HCAP）的概念首次在2005年ATS/IDSA提出。根据大量研究资料表明，医疗机构相关性肺炎与医院获得性肺炎（nosocomial pneumonia，NP）有相似的高死亡率，容易出现难以预测的多重耐药（MDR）病原体感染（表2-6），临床治疗上对抗菌药物的选择更加需要全面权衡。

表2-6　医疗机构相关性肺炎出现多重耐药病原体感染的预测

项目	分数
规则1	
最近住院史	4
住疗养院	3
慢性血液透析	2
病重者	1
规则2	
在90天内住院超过2天	4
疗养院居住	3
慢性肾衰竭	5
至少有下列合并疾病	0.5
脑血管疾病，糖尿病，COPD	
抗菌治疗超过90天，免疫抑制	
家中家庭伤口护理或使用过抗生素	

三、病毒性社区获得性肺炎

病毒性社区获得性肺炎（community-acquired pneumonia，CAP）40%见于儿童，

25%见于成人。儿童病毒性CAP几乎都是呼吸道合胞病毒（respiratory syncytial virus，RSV），在成人的CAP，主要是流感病毒（如H1N1等）。临床上病毒性CAP表现为逐渐出现的上呼吸道感染症状，没有胸痛及白细胞计数升高是病毒性肺炎的特点，也是病毒性CAP与细菌性肺炎主要临床区别。

病毒性CAP可以合并其他呼吸道病毒感染或合并细菌感染。合并细菌性肺炎如肺炎链球菌肺炎（streptococcal pneumoniae pneumonia）。PCR提高对病毒性CAP诊断的敏感性，但是呼吸道病毒很难培养，但阳性的PCR结构不总是病毒感染存在。

下列情况要考虑到病毒性社区获得性肺炎的可能：①发病季节为每年5～10月；②逐渐出现的临床症状：流涕，咳嗽，无胸痛，影像学表现为多段或叶分布斑片或磨玻璃影；③白细胞计数正常。

社区获得性病毒性肺炎合并混合感染：包括细菌-病毒感染（bacterial-viral co-infection）、病毒-病毒感染（viral-viral co-infection）。在儿童，病毒-病毒合并感染见于人类偏肺病毒（hMPV）感染，其70.8%合并RSV，38.5%合并鼻病毒（rhinovirus）。病毒-细菌混合感染诊断比较困难，多无突然加重的表现。

四、免疫功能缺陷患者的肺炎

免疫功能缺陷患者的肺炎多难以诊断，因为传统的诊断方法依赖于中性粒细胞存在。中性粒细胞减少患者的细菌性肺炎可以没有化脓性痰液，也不出现肺部啰音或哮鸣音。持续性或反复发热的粒细胞减少患者，胸部X线片或CT有助于肺部感染的判断，通过内镜获得支气管肺泡灌洗液进行微生物检测具重要意义。对于没有接受预防性甲氧苄啶-磺胺甲噁唑（TMP-SMX）治疗的急性淋巴细胞白血病或淋巴瘤患者，要考虑到肺孢子菌肺炎的可能。结节样浸润患者，要想到曲霉菌或毛霉菌感染的可能（表2-7，表2-8）。

表2-7　免疫抑制患者肺部浸润病灶的鉴别诊断

肺病灶类型	感染性病因	非感染性病因
局灶性	军团菌，分枝杆菌	局部出血、梗死或肿瘤
结节	真菌，诺卡菌	肿瘤复发
浸润性病变	病毒，衣原体，肺孢子菌，分枝杆菌，弓形虫	充血性心力衰竭，药物性肺损伤，癌性淋巴管炎

表2-8　癌症患者中枢神经系统感染的鉴别诊断

MRI表现	长期中性粒细胞减少	细胞免疫缺陷
肿块样	曲霉菌，诺卡菌，隐球菌	弓形虫，EB病毒，淋巴瘤
浸润性脑炎	进行性多灶性白质脑病	水痘-带状疱疹病毒

粒细胞减少患者可能会感染特定的病原体（表2-9）。

表2-9　临床常见可以引起粒细胞减少的病原体感染

病原体	常见致病菌
革兰阳性球菌	表皮葡萄球菌、金黄色葡萄球菌、草绿色链球菌、粪肠球菌、肺炎链球菌
革兰阴性杆菌	大肠埃希菌、沙门菌属、克雷伯菌属、不动杆菌属、铜绿假单胞菌、窄食单胞菌、肠杆菌属，柠檬酸杆菌属
革兰阳性杆菌	类白喉杆菌、JK芽孢杆菌
真菌	念珠菌属、毛霉菌、曲霉菌

　　某些特定微生物感染的怀疑程度也取决于原发的肿瘤类型（表2-10）。

表2-10　特定肿瘤类型与感染的关系

肿瘤	免疫紊乱	容易引起感染病原体
多发性骨髓瘤	低丙种球蛋白	肺炎链球菌，流感嗜血杆菌，脑膜炎奈瑟菌
慢性淋巴细胞白血病	低丙种球蛋白	肺炎链球菌，流感嗜血杆菌，脑膜炎奈瑟菌
急性髓系或淋巴细胞白血病	粒细胞减少，皮肤及黏膜损伤	革兰阳性菌和阴性菌，真菌
霍奇金病	T淋巴细胞功能	结核分枝杆菌，李斯特菌，沙门菌，隐球菌，鸟分枝杆菌，疱疹病毒
非霍奇金淋巴瘤	糖皮质激素化疗，T和B细胞功能损害	肺孢子菌
毛细胞白血病	T细胞功能损害	结核分枝杆菌，李斯特菌，隐球菌，鸟分枝杆菌

五、造血干细胞移植后常见的感染

　　见表2-11。

表2-11　造血干细胞移植后常见的感染

感染部位移植后	早期（＜1个月）	中期（1～4个月）	晚期（＞6个月）
播散性	需氧菌（G^-，G^+）	念珠菌，曲霉菌，EB病毒	有夹膜的细菌，如肺炎链球菌、流感嗜血杆菌、脑膜炎奈瑟菌
皮肤及黏膜	单纯疱疹病毒	人疱疹病毒6型	水痘-带状疱疹病毒，人乳头瘤病毒
肺部	需氧菌，如革兰阳性及阴性菌、念珠菌、曲霉菌、HSV	巨细胞病毒，腺病毒，呼吸道病毒，孢子菌，弓形虫	肺孢子菌，诺卡菌，肺炎链球菌

续表

感染部位移植后	早期（＜1个月）	中期（1～4个月）	晚期（＞6个月）
胃肠道	艰难梭菌	巨细胞病毒，腺病毒，肠道慢生根瘤菌	EB病毒，巨细胞病毒，肠杆菌
肾脏		腺病毒，BK病毒	
脑		弓形虫，人疱疹病毒6型	弓形虫
脊髓		巨细胞病毒，人疱疹病毒6型	巨细胞病毒，人疱疹病毒6型

造血干细胞移植者常形成短暂的免疫功能不全状态。在清髓化疗和骨髓移植后即刻就会有固有免疫细胞（吞噬细胞、树突细胞、自然杀伤细胞）和适应性免疫细胞（T细胞及B细胞）的缺失，宿主容易感染。

1.细菌感染　造血干细胞移植后1个月，感染并发症与接受急性白血病化疗的粒细胞减少患者相似，由于预期白细胞减少会持续1～4周，且细菌感染率高，许多医院会采取预防性的抗生素治疗。喹诺酮类药物的使用可以降低革兰阴性菌感染的发生；但细菌感染可以涉及皮肤、黏膜及导管上的金黄色葡萄球菌，凝固酶阴性的葡萄球菌感染，或定植在肠道内的需氧性细菌，如大肠埃希菌、克雷伯菌和假单胞菌；蜡样芽孢杆菌在移植早期可以引起脑膜炎；广谱抗生素的使用和体液免疫建立的延迟，会使得接受异体骨髓移植患者出现艰难梭菌过度生长以及毒素导致的腹泻及结肠炎。对于既往有活动性结核或潜伏性结核菌感染患者，应给予恰当的抗结核预防性治疗；移植后90～300天出现对甲硝唑等抗生素有反应的细菌性结肠炎；含有夹膜的微生物引起的菌血症的发作标志是移植后期，即造血干细胞重建后6个月以上时。

2.骨髓移植后真菌感染　在接受广谱抗生素治疗后，对于大多数粒细胞缺乏患者而言，念珠菌感染是最常见的；随着预防性的氟康唑的应用，此阶段常以耐药真菌、曲霉菌、梭状芽孢杆菌、青霉菌感染更加常见；对于长期使用糖皮质激素或其他免疫抑制剂（环孢素、骁悉、雷帕霉素、抗胸腺细胞球蛋白或CD52抗体等）的移植物抗宿主病（GVHD）患者，真菌感染（通常是念珠菌和曲霉菌）风险较高；由于耶氏肺孢子菌长期风险，大多数患者在移植后1个月开始接受甲氧苄啶－磺胺甲噁唑（TMP-SMX）的维持性预防性治疗，并至少持续1年。

3.病毒感染　造血干细胞移植接受者容易有多种病毒感染，包括由大部分的人疱疹病毒引起的原发性和再激活综合征。

疱疹病毒（herpes virus）是一类中等大小、有包膜的双链DNA病毒，具有相似的生物学特性，属于疱疹病毒科（Herpesviridae）。目前发现的疱疹病毒有100多种，分为α、β和γ三个亚科，其中与人感染有关的疱疹病毒称为人疱疹病毒（human herps viruses，HHV），目前已知有8种（表2-12）。

表2-12　人疱疹病毒分类

疱疹病毒亚科	疱疹病毒属	正式名	常用名	所致疾病
α	Simples	人疱疹病毒-1	单纯疱疹病毒1型	宿主范围广，溶细胞性感染，潜伏在神经元如三叉神经节引起口咽炎和脑感染
		人疱疹病毒-2	单纯疱疹病毒2型	潜伏在骶神经节，引起生殖器疱疹
	Varicello	人疱疹病毒-3	水痘-带状疱疹病毒	潜伏在脊髓后根或脑神经，感觉神经节引起带状疱疹
β	Cytomegalo	人疱疹病毒-5	人巨细胞病毒	潜伏在腺体等，宿主范围窄，复制周期长，病变细胞呈巨细胞；单核细胞增多，累及眼、肾、脑；先天感染
	Roseolo	人疱疹病毒-6		潜伏在淋巴样组织或唾液腺，复制周期长，引起淋巴增殖，婴儿急疹
		人疱疹病毒-7		未知
γ	Lymphocrypto	人疱疹病毒-4	EB病毒	潜伏在B淋巴细胞，引起传染性单核细胞增多症，Burkitt淋巴瘤，鼻咽癌
	Rhadino	人疱疹病毒-8	卡波西肉瘤相关疱疹病毒	潜伏在B淋巴细胞，引起卡波西肉瘤

（1）单纯疱疹病毒（HSV）：在普通人群中分布广泛，感染率高。HSV可以引起多种疾病，如角膜炎、脑炎、生殖道感染及新生儿感染。在移植后最初2周，大多数的HSV-1血清学阳性的患者可以从口咽部分离到该病毒。对于血清阳性的造血干细胞移植患者，可以预防性给予阿昔洛韦。

（2）水痘-带状疱疹病毒（VZV）：人类是VZV的唯一宿主，皮肤是主要靶组织。原发感染主要表现为水痘，复发性感染多表现为带状疱疹。原发感染后，VZV潜伏在脊髓的后根神经节或脑神经。在移植后第1个月内发生，更常见的是在移植后的几个月发生，低剂量的阿昔洛韦在移植后使用1整年是有效的，可以消除大多数移植后带状疱疹。

（3）巨细胞病毒（CMV）：CMV在普通人群中感染较为普遍，病毒可以传播或水平方式传播，是免疫功能低下者最常见的机会感染病原体之一。通常在造血干细胞移植后的30～90天开始发病，此时粒细胞计数正常，但免疫未重建。CMV感染很少发生在移植后14天内，但可以发生在移植后4个月后。接受更昔洛韦预防，抢先治疗的患者会在4个月后出现CMV感染的复发。GVHD所致的腹泻与CMV感染所致的腹泻多难以区分。多数医院采用CMV的抢先治疗，即通过核酸扩增试验检测到血液中存在CMV后才启动更昔洛韦药物治疗。

（4）人疱疹病毒6型和7型：人疱疹病毒6型（HHV-6）是引起儿童急诊的疱疹病毒，在移植后的第2～4周，50%患者会出现HHV-6激活；在需要使用糖皮质激素治疗

GVHD的患者中出现该病毒激活更加常见，一些患者会出现脑炎。

（5）Epstein-Barr病毒（EBV，EB病毒）：电镜下其形态结构与其他疱疹病毒相似，但具有嗜B淋巴细胞的特性。EBV感染可以表现为溶细胞性感染和潜伏性感染，所致疾病有传染性单核细胞增多症（infectinous mononucleosis），伯基特淋巴瘤（Burkitt lymphoma）和鼻咽癌。原发性EBV感染对造血干细胞骨髓移植（HSC）受者是致命性的，EBV再激活可以引起EBV B淋巴细胞增生性疾病（EBV-LPD）或淋巴瘤。PCR可以用于监测HSC受者术后EBV的产生，病毒载量的增高或增长，预示EBV-LPD发生的可能性升高。采用利妥昔单抗有一定的作用。

（许　俊）

第3章
感染性肺炎的病理和影像学表现

第一节 病毒性肺炎的病理改变

肺炎通常是指肺组织的急性渗出性炎症，指肺泡、远端气道和肺间质感染性炎症。按照致病因子的不同，肺炎分为细菌性肺炎、病毒性肺炎、支原体肺炎、真菌性肺炎、立克次体肺炎等。常见细菌性肺炎致病菌有肺炎链球菌、流感嗜血杆菌、卡他莫拉菌、金黄色葡萄球菌、肺炎克雷伯杆菌、铜绿假单胞菌等；分类上不属于细菌，但某些特点类似细菌感染的还有肺炎支原体、肺炎衣原体、军团菌等，称为非典型肺炎。结核分枝杆菌所致的肺结核虽然可以称为结核性肺炎，但通常以特殊类型单独分出。按照病变累及部位及范围分为大叶性肺炎、小叶性肺炎及间质性肺炎等。大叶性肺炎是指病变起始于肺泡，经过肺泡孔（Cohn孔）蔓延到邻近肺泡、直至整个肺段或肺叶，通常不累及细支气管，当大量肺泡或肺腺泡充满炎性渗出物变得密实且无气体，唯可见含气支气管时，称为影像学上的支气管充气征。小叶性肺炎也称为支气管肺炎，病变常起于支气管或细支气管，继而累及肺腺泡或肺泡，病变多沿着支气管周围分布，不受肺段或肺叶限制；间质性肺炎是指病变位于肺泡壁或支持组织。根据发病场所和宿主免疫状态分类：社区获得性肺炎（community acquired pneumonia，CAP）、医院获得性肺炎（hospital acquired pneumonia，HAP）和医疗机构相关性肺炎（health care-associated pneumonia，HCAP）。HCAP临床特征和病原学分布介于CAP和HAP之间，也称为护理院获得性肺炎（nursing home acquired pneumonia，NHAP），近年来，美国疾病预防和控制中心主张把护理院获得性肺炎称为健康护理相关肺炎。

呼吸道包括鼻、咽、喉、气管和支气管。以环状软骨为界分为上呼吸道和下呼吸道。上呼吸道包括鼻部、咽部、喉部，下呼吸道包括气管、支气管及肺部。上呼吸感染包括鼻窦炎、咽炎、喉炎，下呼吸道感染指气管、支气管和肺部的感染。

气管在胸骨角平面分为左、右主支气管。主支气管（principal bronchus）是气管分出的Ⅰ级支气管；主支气管在肺门处分支，为肺叶支气管（lobar bronchi），即Ⅱ级支气管；肺叶支气管再分为肺段支气管（segmental bronchi），即Ⅲ级支气管。

习惯上将直径＜2mm的小、细支气管称为小气道；将直径＜1mm、壁内无软骨及黏膜下腺体的支气管称为细支气管。细支气管的末端是终末细支气管，在管壁上有肺泡开口时，称为呼吸性细支气管；呼吸性细支气管进一步分出肺泡管及肺泡囊。由3～5个终末细支气管连同各级分支和肺泡组成肺小叶（pulmonary lobule）；Ⅰ级呼吸性细支气管及远侧所属的肺组织成为肺腺泡（pulmonary acinus），是参与气体交换的最小肺单位，直径为6～10mm。终末呼吸性细支气管远端的所有肺泡管、肺泡囊及肺泡组成初级肺小叶（primary pulmonary lobule）；次级肺小叶（secondary pulmonary lobule，SPL）是高分辨率CT（HRCT）表现的关键的解剖结构（图3-1）。典型的次级肺小叶包括12个或更少的肺腺泡（范围3～24个），直径为1～2.5cm，形态学相对一致；在肺周边呈立方形或锥形，在肺中央更小且更不规则。次级肺小叶组成：①气道。小叶细支气管位于SPL的中心，发出终末细支气管、呼吸性细支气管、肺泡管、肺泡和肺泡囊。②动脉。小叶动脉位于SPL的中心。小叶动脉的行程伴随小叶细支气管，供应肺泡的毛细血管网，静脉走行于小叶间的结缔组织间隔，引流肺泡的毛细血管网，淋巴管在SPL的中心部分沿小叶动脉和小叶细支气管的近端走行于每个SPL的周围部分，小叶间隔内沿肺静脉走行。③间质。由SPL内和SPL周围细纤维网组成。正常CT可见SPL，SPL气道正常时直径为0.7mm，CT不能观察到；动脉位于SPL的中央，直径约1mm，在SPL的中央或脏层胸膜下1cm内的线状或点状影。正常情况下，SPL的静脉在小叶间隔内偶然可以看到。

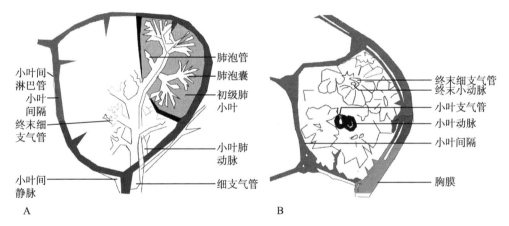

图3-1　次级肺小叶的结构

A.次级肺小叶的纵向图；B.次级肺小叶的轴位图

一、小气道疾病

（一）滤泡性细支气管炎

滤泡性细支气管炎（follicular bronchiolitis）是一种支气管相关淋巴组织增生性病变，可以伴有胶原血管疾病，如风湿性关节炎、干燥综合征、先天或获得性免疫缺陷。病理表现为围绕细支气管壁及周围相邻的间质局部淋巴组织增生，有淋巴滤泡形成及管腔受压狭窄。

（二）弥漫性泛细支气管炎

弥漫性泛细支气管炎（diffuse panbronchiolitis）表现为起病隐匿，慢性咳嗽、咳痰，活动时气促，各个年龄组均可以发病，发病高峰在40岁以后。CT表现为双肺多发结节、支气管壁增厚及小支气管和细支气管扩张。病理特点是以呼吸性细支气管为中心的细支气管炎及细支气管周围炎，呼吸性细支气管管壁增厚，有炎症细胞浸润，主要是淋巴细胞、浆细胞和组织细胞，管腔内有黏液，累及细支气管全层称为泛细支气管炎，特征是呼吸性细支气管壁及周围肺间质内可见成堆的含有脂质的泡沫样细胞。

（三）呼吸性细支气管炎

呼吸性细支气管炎（respiratory bronchiolitis）常见于吸烟者，也称为吸烟性的细支气管炎（smoker's bronchiolitis），病变沿呼吸性细支气管分布，在呼吸性细支气管和邻近肺泡管和肺泡腔内，有巨噬细胞聚集，巨噬细胞胞质内含有黄色颗粒，普鲁士蓝染色呈阳性反应。

（四）缩窄性或闭塞性细支气管炎

缩窄性或闭塞性细支气管炎（constrictive obliterans bronchiolitis）特点是细支气管内有偏心的纤维化而引起管腔狭窄。许多疾病可以伴有缩窄性或闭塞性细支气管炎，如移植后排斥反应。青霉胺药物中毒、类风湿关节炎或支原体感染或少数原因不清的特发性疾病。患者表现为进行呼吸困难及咳嗽。有限制性肺功能不全。

（五）过敏性肺炎

过敏性肺炎（hypersensitivity pneumonia）也称为外源性肺泡炎，是由于吸入各种有机物或无机物过敏原而引发的慢性肉芽肿性病变，主要是小气道分布，根据临床表现分为急性、亚急性和慢性。主要表现为以细支气管为中心分布、细支气管及周围间质较多淋巴细胞和浆细胞浸润，无明显的嗜酸性粒细胞和中性粒细胞，纤维化很轻微。

二、大气道疾病

（一）慢性支气管炎

慢性支气管炎（chronic bronchiolitis）是指支气管黏膜及周围组织的慢性非特异性炎症，主要表现为咳嗽、咳痰或喘息。上述症状反复发作且每年持续发病3个月以上连续2年以上，是老年人常见的呼吸系统疾病，表现为支气管黏膜上皮细胞变性、坏死、脱落或溃疡，部分上皮增生或化生；黏膜毛细血管增生、充血及水肿，及慢性炎症细胞如淋巴细胞、浆细胞浸润；支气管黏膜腺体肥大增生及分泌旺盛，支气管壁平滑肌束破坏或平滑肌束肥大增生（后者多为哮喘型慢性支气管炎）。

（二）支气管扩张

支气管扩张（bronchiectasis）以支气管损伤而呈永久性扩张为特征，常继发感染。临床表现为咳嗽、咳大量浓痰及反复咯血，为先天性或后天性。遗传性缺陷如黏液-纤毛功能障碍、α_1-抗胰蛋白酶缺乏、囊性纤维化（常染色体隐性遗传病）均可引起支气管扩张；后天性主要是支气管反复炎症造成支气管壁破坏所致（图3-2）。

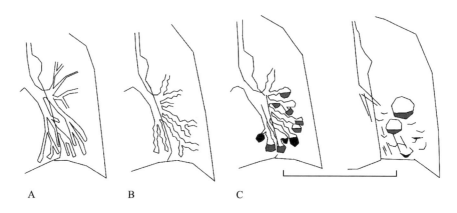

图3-2　支气管扩张的类型

A.柱状支气管扩张；B.曲张性支气管扩张；C.囊状支气管扩张

（三）支气管黏液嵌塞

支气管黏液嵌塞（mucous impaction of bronchi）是一种临床病理状态，病变支气管或细支气管扩张，其内有黏液栓子，黏液常呈层状，多见于哮喘、慢性支气管炎、肺囊性纤维化或过敏性支气管曲霉菌病，CT表现为"指套征"，支气管内黏液栓含有黏液、纤维素、嗜酸性粒细胞、Charcot-Leyden 结晶。中性粒细胞和细胞坏死碎片，黏液中可见真菌菌丝等。

（四）塑型支气管炎

塑型支气管炎（plastic bronchiolitis）是指咳出大的呈分支支气管管型的浓缩分泌物，也称为纤维素性支气管炎或假膜性支气管炎。临床表现为呼吸困难、喘息、咳嗽及发热和咯血。患者咳出或支气管镜取出树枝状管型，长度可以达到数厘米，镜下由纤维素、黏液及淋巴细胞和组织细胞组成，可以见于小儿支原体肺炎、过敏性支气管肺曲霉菌病、囊性纤维化及支气管扩张等。

三、小叶性肺炎和大叶性肺炎（图3-3）

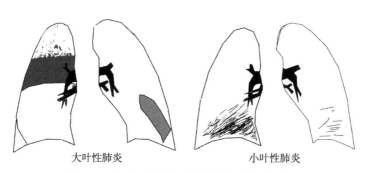

大叶性肺炎　　　　　　　　小叶性肺炎

图3-3　小叶性肺炎和大叶性肺炎的基本表现

（一）小叶性肺炎

小叶性肺炎（lobular pneumonia）是以肺小叶为单位的灶性急性化脓性炎症。病灶多以细支气管为中心，双肺出现散在的多发实性病变，病灶大小不等，直径约1cm，多数病灶中可见受累的细支气管，多发的细支管周围炎相互融合，发展成支气管肺炎。

（二）大叶性肺炎

大叶性肺炎（lobar pneumonia）主要是肺炎链球菌感染所致，以肺纤维素渗出为主的炎症。始于肺泡，并迅速通过肺泡孔扩散到整个肺段及整个肺叶，肺叶或段体积增大，实变，分为充血水肿期、红色肝变期、灰色肝样变期及溶解消散期。整个过程肺组织充血水肿，继而蛋白性渗出物溶解、吸收和排出，肺泡充血充气。如果吸收不全，纤维细胞长入形成局灶性机化肺炎。

四、病毒性肺炎病理学改变

见图3-4～图3-9。病毒性肺炎多为肺间质性改变，炎症从支气管、细支气管开始，向支气管壁、小叶间隔及肺泡壁发展，引起肺间质充血、水肿，以及淋巴组织、单核细胞为主的炎症细胞浸润、肺泡渗出（浆液、透明膜、纤维素及红细胞）。

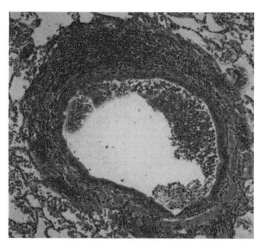

图3-4　病毒性肺炎引起细支气管的管壁增厚。管内可见出血性分泌物（病毒感染引起的淋巴细胞性细支气管炎）

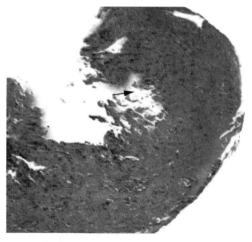

图3-5　病毒性气管和支气管炎引起支气管壁炎性增厚及黏膜溃疡（箭头）

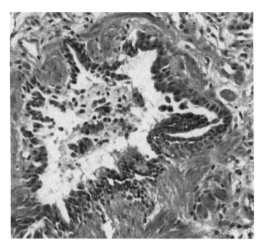

图3-6　婴幼儿呼吸道合胞病毒感染引起的细支气管增厚、管腔内炎性分泌物及瘢痕性牵拉扩张

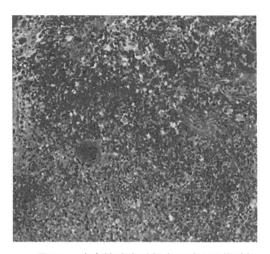

图3-7　病毒性肺炎引起广泛肺泡结构破坏及肺泡内出血。可以导致CT上磨玻璃影及实变影出现

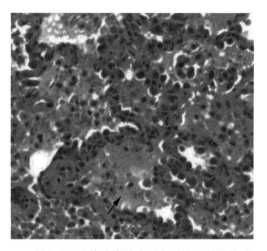

图3-8　麻疹病毒肺炎引起的广泛的肺泡内蛋白液、纤维蛋白、炎症细胞及脱落的上皮细胞构成的渗出物。弥漫性肺泡损伤及渗出：肺泡内水肿，肺泡内纤维蛋白原或透明膜形成，各种炎症细胞浸润；肺泡内出血；肺间质炎症细胞浸润

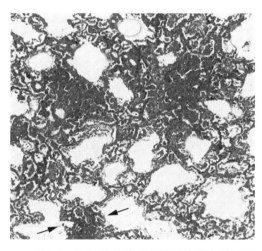

图3-9　巨细胞病毒引起的肺泡间隔增厚及肺内多发炎性结节，是影像学检查上出现磨玻璃及小叶间隔增厚、肺内多发小结节的基础

　　病毒性肺炎组织病理学基本特征：弥漫性肺泡损伤及渗出（如肺泡内水肿，肺泡内纤维蛋白原或透明膜形成，各种细胞浸润）；肺泡内出血；肺间质炎症细胞浸润。病毒性肺炎可以引起下呼吸道感染（lower respiratory tract infection），包括气管支气管炎（tracheobronchitis）、细支气管炎（bronchiolitis）、肺炎（pneumonia）。急性气管支气管炎（acute tracheobronchitis）是呼吸道常见疾病。多见于儿童及老年

人，主要是流感病毒、副流感病毒、呼吸道合胞病毒和腺病毒等感染基础上的继发细菌感染（如继发肺炎球菌、流感嗜血杆菌和金黄色葡萄球菌感染），表现为黏膜红肿或溃疡及坏死，可以进一步分为：①急性卡他性气管支气管炎（acute catarrhal tracheobronchitis）；②急性化脓性气管支气管炎（acute suppurtive tracheobronchitis）；③急性溃疡性气管支气管炎（acute ulcerative tracheobronchitis）。急性细支气管炎（acute bronchiolitis）是指管径＜2mm的细支气管急性炎症，常见于4岁以下婴幼儿，特别是1岁以下占患儿的90%，主要是由呼吸道合胞病毒、腺病毒及副流感病毒感染所致，病理表现为细支气管黏膜充血肿胀，单层纤毛柱状上皮坏死脱落。杯状细胞增多，黏液分泌增加，管壁内淋巴细胞和单核细胞浸润，管腔内充满由纤维蛋白、炎症细胞及脱落的上皮细胞构成的渗出物，使管腔狭窄，引起急性阻塞性肺气肿及局灶性肺炎。

　　要特别指出的是，下呼吸道感染（lower respiratory tract infection，LRTI）是一组下呼吸道疾病，多引起咳痰、呼吸困难、哮鸣音、爆裂音等临床表现。下呼吸道感染性疾病包括气管支气管炎（tracheobronchitis）、细支气管炎（bronchiolitis）及肺炎（pneumonia），其中病毒感染是最常见原因。引起下呼吸道感染的呼吸道病毒最常见为副流感病毒（parainfluenza virus，PIV）、流感病毒（influenza virus）和呼吸道合胞病毒（respiratory syncytial virus，RSV）。由于临床表现相似，区分这3种病毒十分困难。病毒引起的下呼吸道感染多合并细菌、真菌、分枝杆菌和其他病毒感染。

（许乙凯）

第二节　病毒性肺炎的影像学表现

一、肺实质的密度不均匀改变

　　肺实质的密度不均匀改变（parenchymal attenuation disturbances）表现为斑片状的肺实质密度不均匀（patchy inhomogeneities），如马赛克样改变（mosaic attenuation pattern），即一些呼吸道病毒导致从末端肺泡到细支气管的炎性或瘢痕性闭塞或狭窄，引起肺血管收缩，导致肺通气不足或低灌注，出现局部的肺实质密度减低，或呼气末扫描空气潴留（air trapping）；而没有累及的肺段的密度正常或相对增高，与密度减低区形成马赛克征。当然，其他原因也可引起肺的马赛克征，如弥漫性小气道病变或肺血管慢性闭塞性病变（图3-10）。

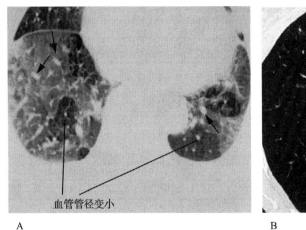
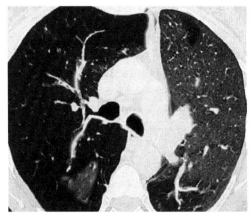

A　　　　　　　　　　　　　　　　　B

图3-10　病毒性肺炎引起肺实变密度不均匀

　　A. 为呼气末的病毒性肺炎 CT，可见双肺多叶段分布肺斑片状磨玻璃影及肺透亮区，形成马赛克征，透亮度加大的肺组织血管管径减少，而密度增高的肺组织内的血管管径增粗，提示肺血再分布；B. 为 Swyer-James-MacLeod syndrome，是指小儿腺病毒或呼吸道合胞病毒感染引起的毛细支气管炎及狭窄，导致呼吸末 CT 显示右侧肺的透亮度加大，也称为单侧获得性肺气肿，表现为肺血管纹理减少，肺容积缩小或正常、呼气相气体滞留

二、磨玻璃密度或实变

　　磨玻璃影（ground-glass opacity）是指肺实质的密度增高，但可见其中的肺纹理，一般代表肺泡或肺间质的受累，累及多个段或叶，双侧性分布，胸腔积液少见。磨玻璃影进一步融合发展形成肺实变（consolidation），呈小斑片状或片状，边界清楚或不清楚，可见支气管充气征。见图3-11。

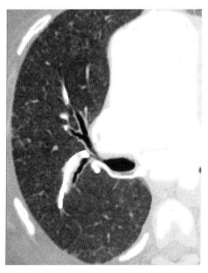
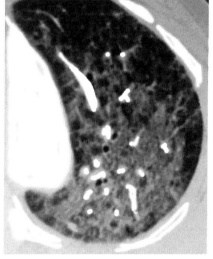

图3-11　病毒性肺炎引起的肺实质跨段及跨叶性磨玻璃影

三、肺结节，微小结节或树芽征

1～10mm直径的肺结节（nodules）多提示为肺部感染，结节的大小有助于感染的原因推测。有学者报道，如果肺内多个小结节直径＜10mm者，提示最大可能是病毒感染。结节多为小叶中央性结节或腺泡性结节，这些结节可以是磨玻璃结节、密度均匀结节或密度较高结节。树芽征（tree-in-bud）多反映小气道疾病，呼吸性细支气管充满黏液、坏死或炎性反应物质，形成"树支状"或"Y"（tree）结构；肺泡内充满炎性分泌物，形成结节状，构成芽（bud）结构（图3-12～图3-14）。

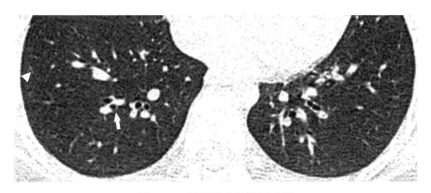

图 3-12 解剖学上气管树分级

左、右支气管经过肺门，分出叶支气管（第 2 级）；叶支气管分出段支气管（第 3～4 级）；段支气管反复分支形成小支气管（第 5～10 级）；继而再分出细支气管（第 11～13 级）；细支气管分支为终末细支气管（第 14～16 级）。细支气管：为支气管在肺内逐级分支至直径＜1mm，壁上的软骨和腺体消失

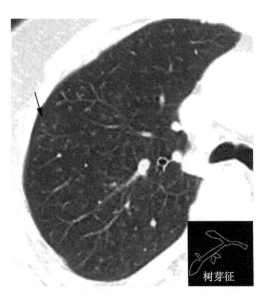

图 3-13 病毒性肺炎引起的树芽征（箭）

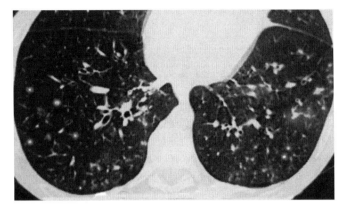

图3-14 病毒性肺炎引起多发肺结节。结节数量多，直径＜10mm，多提示为病毒感染

四、小叶间隔增厚

其病理基础是小叶间隔内液体及细胞浸润，或纤维化反应，小叶间隔增厚（interlobular septal thickening）可以是光滑性增厚、结节状增厚或不规则状增厚。临床上，如果出现广泛扩展的小叶间隔增厚，多提示患者有可能发展为急性呼吸窘迫综合征。磨玻璃影及小叶间隔增厚同时存在形成"铺路石征"（crazy paving pattern）（图3-15）。

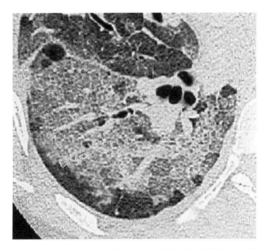

图3-15 新型冠状病毒肺炎引起的"铺路石征"

小叶间隔增厚代表小叶间隔的液体或细胞浸润或纤维化。小叶间隔均匀光滑增厚＋磨玻璃影，称为"铺路石征"多见于肺泡蛋白沉着症，也可见于肺泡出血及病毒性肺炎

五、细支气管壁增厚

HRCT可显示可见管腔的支气管和正常情况下不能显示管腔的细支气管（bronchulus）。支气管及细支气管壁增厚（bronchial and bronchiolar wall thickening）可以是炎性浸润/支气管周围炎所致或慢性期的瘢痕纤维组织所致（图3-16，图3-17）；CT表现为支气管或细支气管的管壁增厚，可以伴有腺泡性结节或磨玻璃影。

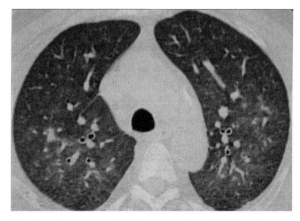

图3-16　病毒性肺炎引起的细支气管壁增厚，副腺病毒感染表现为双侧肺野磨玻璃影及支气管壁增厚。另外容易引起细支气管壁增厚的是支原体肺炎

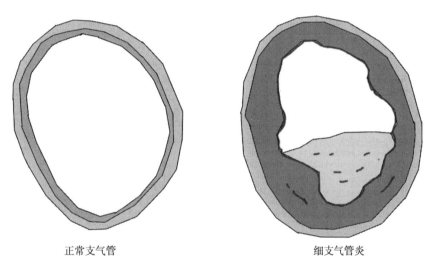

正常支气管　　　　　　　　　　　　　　细支气管炎

图3-17　正常支气管与细支气管炎症管壁改变的比较

六、病毒性肺炎其他表现

临床上把病毒性肺炎分为两大类：不典型肺炎多为病毒侵犯健康的宿主；典型的病毒性肺炎则多出现在免疫抑制的患者。当临床上出现快速进展的肺部磨玻璃影或斑片状影，累及多肺叶或弥漫分布，胸腔积液较少，临床上呼吸困难明显，则提示为典型病毒性肺炎的可能（图3-18～图3-20，表3-1）。

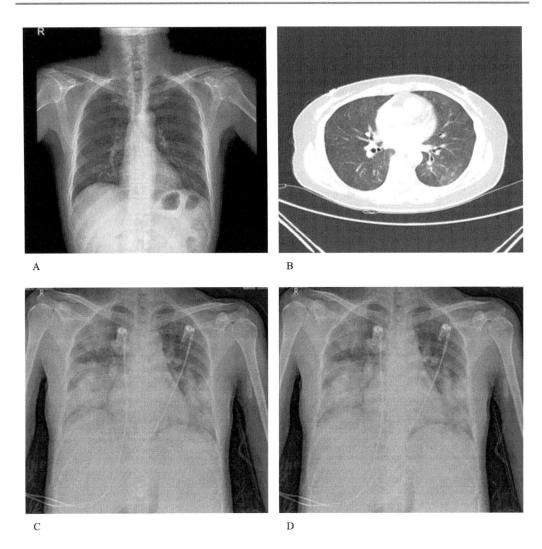

A   B

C   D

图3-18   病毒性肺炎快速进展的影像表现

A 为患者感觉呼吸困难的胸部 X 线片，无特别发现，第 2 天 CT 显示双肺广泛分布的磨玻璃影，跨肺叶及双侧肺野分布（B）；C、D 为入院后第 3 天和第 5 天床边 X 线，显示双肺快速进展的肺部斑片状影，累及多肺叶或弥漫分布，胸腔积液较少，临床上呼吸困难明显，患者进入 ARDS 期

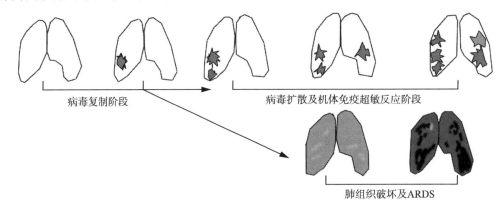

图3-19   病毒性肺炎的快速发展示意

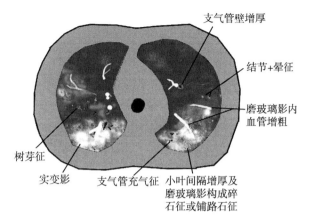

图3-20 病毒性肺炎的基本影像学表现

肺实质密度改变（马赛克征）；磨玻璃影及实变，多发结节及树芽征；支气管壁增厚

表3-1 病毒性肺炎的CT表现

分类	肺实质密度改变	磨玻璃影+实变	结节，微小结节和树芽征	小叶间隔增厚	支气管及细支气管壁增厚	其他
RNA病毒						
甲型流感病毒	———	＋＋＋	＋＋＋	———	———	肺气囊，胸腔积液
副流感病毒1～4	———	＋＋＋	＋＋＋	———	———	———
呼吸道合胞病毒	———	＋＋＋	＋＋＋	———	＋＋＋	———
人偏肺病毒	———	＋＋＋	＋＋＋	———	———	———
麻疹病毒	———	＋＋＋	＋＋＋	＋＋	＋＋	胸腔积液，淋巴结肿大
汉坦病毒	———	＋＋＋	＋＋	＋＋＋	———	ARDS
SARS-CoV	———	＋＋＋	——	＋＋＋		铺路石征
COVID-19	———	＋＋＋	＋	＋＋＋	—	铺路石征，胸腔积液，ARDS；伴有晕征结节
MERS-CoV	———	＋＋＋	———	＋＋＋		ARDS
DNA病毒						
腺病毒	———	＋＋	———	———	＋＋＋	细支气管扩张
单纯疱疹病毒	———	＋＋＋				伴有晕征的结节
水痘病毒	———	＋＋	＋＋＋	———	———	伴有晕征的结节及钙化
巨细胞病毒	———	＋＋＋	＋＋	———	———	伴有晕征的结节
EB病毒	———	＋＋＋	＋	＋	———	伴有晕征的结节

注：征象出现的可能性分为＋，＋＋及最高的＋＋＋

（许乙凯）

第三节　非病毒性肺炎的病理和影像学表现

细菌性肺炎约占肺炎的80%，病原体主要是革兰阳性球菌，如肺炎链球菌、金黄色葡萄球菌，也有少许溶血性链球菌等。细菌性肺炎的早期出现肺泡内蛋白样的液体渗出，随后红细胞渗入到肺泡，形成红色肝样变期；灰色肝样变期处于肺泡内，白细胞会溶解破碎，大量纤维素蛋白渗出；吸收消散期则巨噬细胞为主要的肺泡腔内细胞，将白细胞碎片及细菌和纤维素蛋白吞噬清理。细菌性肺炎的病因诊断不能单纯依据临床表现，临床医师要积极收集实验室检查结果。痰的革兰染色主要目的是保证合格标本适合于培养，另外一些病原菌可以通过形态学确认（如肺炎链球菌、金黄色葡萄球菌）；标准的痰标本要求每低倍视野＞25个中性粒细胞及＜10个鳞状细胞；即使已经证实的肺炎球菌血症，痰培养的阳性结果有可能＜50%。血培养即使是在使用抗生素之前采集标本，只有5%～14%的社区肺炎住院患者血培养阳性。多聚合酶链反应（PCR）可以用于军团菌、分枝杆菌、肺炎支原体和衣原体的核酸检测。血清特异性IgM抗体在急性期和恢复期之间有4倍以上升高，对病原体的诊断有重要意义。常用炎症反应指标包括降钙素原（PCT）、白介素6（IL-6）、C反应蛋白（CRP）、白细胞计数（WBC），对细菌性肺炎诊断有价值。健康个体PCT含量很低，参考范围为0～0.05ng/ml。血清PCT作为细菌感染标志物，常被用来区别细菌性感染和非细菌性感染。当人体受细菌感染时，PCT在感染后2～3小时开始升高，6～8小时体内浓度快速升高，12～48小时达到峰值，且与细菌感染程度呈正相关。IL-6是一个具有多效性的细胞因子，在宿主抵抗感染和创伤等环境压力时起到重要作用，正常状态血清的含量很低，为1～5pg/ml。当受到感染时迅速升高，6～12小时达到峰值，是早期细菌感染后释放的炎症反应介质。C反应蛋白（CRP）在人体中是一种非抗体性蛋白质，是肝脏合成的一种急性期蛋白，这种蛋白通过5个完全相同的亚基采用共价键的方式组合成了一个环形的五球体，它的分子质量为115～140kDa。正常情况下，C反应蛋白＜1mg/L，如果患者在急性反应期，C反应蛋白能够增高100倍以上，C反应蛋白的生物学功能主要是通过与侵入体内的细菌、真菌、寄生虫或与凋亡、坏死的细胞等的磷酰胆碱结合，激活补体和单核吞噬系统，将体内病原体清除。细菌性肺炎的影像学表现为肺实变，常呈叶或段分布，其内可见支气管充气征（为大叶性肺炎的表现）。小叶中心结节多表现为沿支气管血管束分布的实性或混合密度结节。一般认为，肺实变、支气管充气征、小叶中心结节或树芽征为细菌性肺炎主要的影像学特征（图3-21～图3-23）。

军团菌肺炎（legionella pneumonia）是由军团杆菌引起的肺部感染性疾病，病原体可以随气雾和气溶胶经过呼吸道吸入，或误吸含军团菌的水造成感染。活检组织光镜下表现为纤维素性化脓性炎症，痰及呼吸道标本经革兰染色、Giemsa染色或银染色可找到巨噬细胞内或细胞外的病原体。军团菌抗原检查的敏感性及特异性均＞90%。军团菌肺炎主要表现为跨肺段分布的实变，累及一侧肺叶或双侧的肺叶，可见支气管充气征（图3-24～图3-26）。

分枝杆菌感染（mycobacteria infection）：结核病是结核分枝杆菌所致的传染性疾

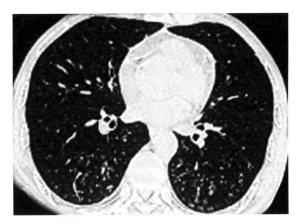

图 3-21　金黄色葡萄球菌引起的双肺多发结节，多发的树芽征及腺泡结节

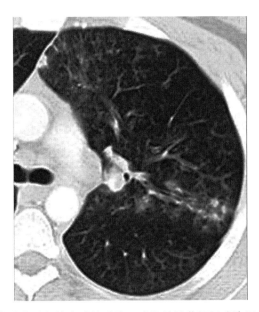

图 3-22　肺炎球菌引起的小叶性肺炎。腺泡性结节提示感染沿着小气道发展

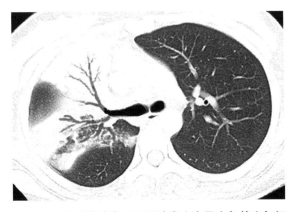

图 3-23　大叶性肺炎。可见肺炎实变及支气管充气征

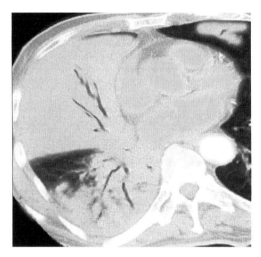

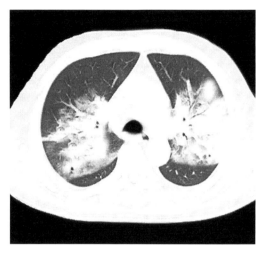

图3-24   军团菌肺炎。右肺上叶及下叶的
实变，跨肺段分布，含气的支气管征

图3-25   军团菌肺炎。双侧肺叶实变及周
边磨玻璃影

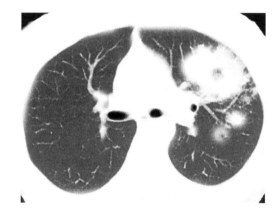

图3-26   军团菌肺脓肿。表现为浓密团块状，免疫力正常者的军团菌脓肿一般少见液化坏死区

病，可分为原发性和继发性。病变表现为坏死性肉芽肿炎。肉芽肿是指上皮样组织细胞、多核巨细胞聚集和增生所致的结节状病变。病变的中心为干酪性坏死、外周是纤维结缔组织及慢性炎症细胞浸润。结核菌一般位于坏死区中心或坏死区与上皮样肉芽肿交界处。

非结核性分枝杆菌（nontuberculous mycobacteria，NTM）是指分枝杆菌属内除结核分枝杆菌复合群（结核分枝杆菌、牛分枝杆菌、非洲分枝杆菌、田鼠分枝杆菌）和麻风分枝杆菌以外的分枝杆菌，NTM是一种环境分枝杆菌，主要源于污水、土壤和气溶胶等。目前知道的种类多，有鸟型胞内分枝杆菌、偶然分枝杆菌和龟分枝杆菌等。本病多继发于慢性肺部疾病如支气管扩张、肺气肿、HIV等。光镜下肺非结核分枝杆菌感染的病理改变与结核分枝杆菌感染相似，表现为坏死性肉芽肿炎。在AIDS患者中，分枝杆菌感染可以完全没有炎症反应。NTM影像学表现为支气管扩张、空洞发生、钙化、胸膜增厚、胸腔积液、肺门淋巴结肿大、肺大疱，发生率均高于肺结核患者。NTM肺炎诊断标准：呼吸系统症状，影像学检查发现肺部空洞性阴影、多灶性支气管扩张及多发小结节病变，排除其他疾病，确保标本无外源性污染的前提下，满足以下条件之一：①3次痰NTM培养均为同一病菌或2次痰培养为同一病菌且1次抗酸杆菌涂片阳性；②至少1次支气管灌洗液培养阳性；③肺活检标本NTM培养阳性，即可诊断NTM肺病（图3-27）。

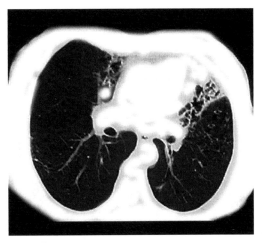

图3-27　非结核分枝杆菌肺炎。好发于右肺中叶内侧段及左上叶下舌段实变不张，其中可见支气管扩张，邻近肺野可见间质性及腺泡性结节

肺孢子菌肺炎（pneumocystis pneumonia，PCP）：分为急性和亚急性。主要症状是发热、呼吸困难、干咳。若不及时治疗可发展到呼吸衰竭。肺孢子菌肺炎典型的病理改变是肺泡内大量泡沫样渗出，在透明间隙内可见极小嗜碱性小点，蓝色小点为肺孢子菌。肺孢子菌肺炎多引起弥漫性肺泡损伤，形成明显的透明膜，还包括肉芽肿炎、间质性肺炎及血管炎、纤维化及坏死和钙化或灶状的肺泡蛋白沉积症。支气管镜肺泡灌洗液为临床获得病原学依据的常用方法。PCP诊断标准具备以下第1项或2～7项中的任何4项，均可诊断为PCP：①痰检、支气管镜活检或支气管灌洗液检测PCP阳性；②符合艾滋病诊断标准；③CD4$^+$T淋巴细胞计数＜200个/μl；④具有干咳、呼吸困难、发热、胸痛或体重下降等症状，但胸部体征不明显；⑤有典型的胸部影像学表现；⑥经验性抗PCP治疗有效；⑦连续3次检测血清乳酸脱氢酶升高。影像学上表现为广泛的磨玻璃影、肺间质肺炎、肺气囊、肺实变等表现（图3-28～图3-30）。

肺炎支原体肺炎（mycoplasma pneumoniae pneumonia，MPP）：支原体是一类缺乏细胞壁、呈高度多形性的最小原核细胞型微生物，其中肺炎支原体大小为0.2～0.3μm。主要经飞沫传播，一年四季均可发病，但夏末秋初多发，以5～15岁青少年发病率最高。肺炎支原体以其顶端结构中的P1表面蛋白（170kDa）和P30表面蛋白（32kDa）为主要黏附因子，肺炎支原体进入呼吸道后，黏附蛋白P1与上皮细胞膜上的神经氨酸受体结合，定植后侵入细胞间隙。过氧化氢等有害物质释放，破坏上皮及纤毛，引起剧烈且持续的咳嗽，这也是支原体肺炎以痉挛性咳嗽为主要临床症状的重要原因之一。支原体肺炎多反复发病。肺炎支原体感染引起的病理改变为间质性肺炎或支气管肺炎；临床症状较轻，以咳嗽、发热、头痛、咽喉疼痛及肌肉疼痛为主；临床症状5～10天后基

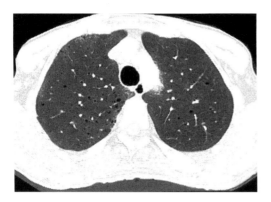

图3-28　肺孢子菌肺炎。表现为广泛的磨玻璃影及多发小气囊，跨肺叶肺段分布，胸腔积液少见

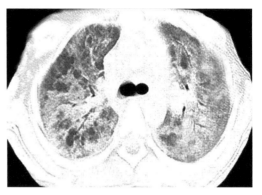

图3-29　肺孢子菌肺炎。表现为双肺广泛的磨玻璃及实变影

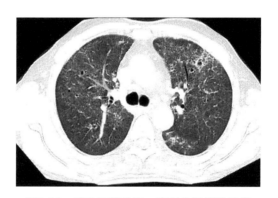

图3-30　肺孢子菌肺炎：表现为间质性肺炎

本消失，但肺部影像学表现多要持续到4～6周才消退；80%的肺炎支原体肺炎混杂存在哮鸣音或啰音；17%可以引起皮疹，5%～7%引起神经系统疾病（如脑膜脑炎）等；肺炎支原体肺炎是儿童及成人社区呼吸系统疾病的主要原因；当青霉素或头孢菌素等抗生素治疗社区活动性肺炎无效时，临床医师应高度怀疑肺炎支原体肺炎。采用呼吸道标本PCR与血清学检查（血标本中肺炎支原体的IgM、IgG升高，感染2周后才升高，其中IgM升高可持续1年）是最有效快速诊断方法。CT表现呈多样性：肺间隔增厚、树芽征、小结节、小斑片状影、磨玻璃影、片状实变肺不张影、胸腔积液、细支气管扩张、肺门纵隔淋巴结肿大。急性期病变多累及多个肺叶；恢复期累及单个肺叶，均以右下肺为主（图3-31～图3-34）。

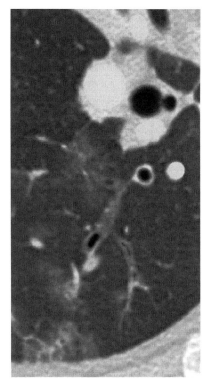

图 3-31 支原体肺炎。典型表现为磨玻璃影及细支气管壁增厚

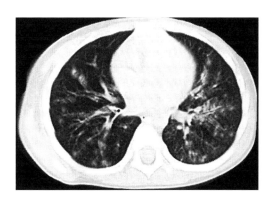

图 3-32 支原体肺炎。表现为双肺支气管壁增厚及周围小叶肺炎

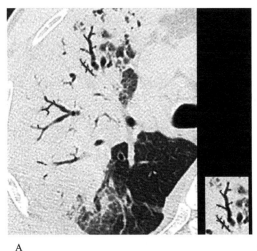

A

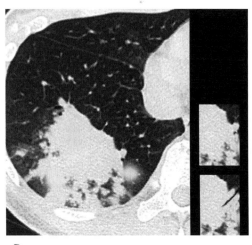

B

图 3-33 细菌性大叶性肺炎与支原体肺炎的区别

A. 为细菌性肺炎，可见大叶性实变区及支气管充气征，含气支气管可见侧分支，提示为细菌性肺炎；B. 为支原体肺炎，实变区也可见支气管充气征。但含气支气管一般没有显示含气的侧分支，提示为支原体肺炎

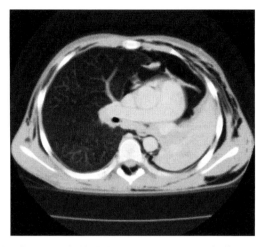

图3-34　肺炎支原体引起塑型支气管肺炎。左侧肺不张，支气管镜显示左侧支气管可见黏稠的塑型栓

（许乙凯）

第四节　炎症风暴的病理和影像学表现

炎症风暴（即细胞因子风暴），是由感染、药物或某些疾病引起的免疫系统过度激活，一旦发生可迅速引起单器官或多器官功能衰竭，最终威胁生命。细胞因子风暴在SARS、COVID-19、MERS和流感病毒肺炎中都是导致患者死亡的重要原因。不同患者的宿主特点和生物致病因子决定了病原体的侵袭力和感染后局部炎症反应的强弱。细菌/病毒刺激机体产生损伤相关分子（damage associated molecular patterns，DAMPs），DAMPs可进一步刺激和激活巨噬细胞、粒细胞、淋巴细胞和内皮细胞，释放损伤分子和病原相关分子，刺激产生大量炎症介质，形成炎症介质释放的瀑布样连锁反应；先引起全身炎症反应综合征（systemic inflammatory response syndrome，SIRS），而后是代偿性抗炎反应综合征（compensatory antiinflammatory response syndrome，CARS），进而导致急性呼吸窘迫综合征（ARDS）和多器官功能障碍综合征（MODS）。

参与炎症反应的介质包括：①炎症性细胞因子、肿瘤坏死因子（tumor necrosis factor，TNF）α、白细胞介素（interleukin，IL）-1β、IL-2、IL6、IL-8等；②自由基类介质，氧自由基、氮氧自由基等；③脂质代谢产物，白三烯、前列腺素、血小板活化因子等；④其他介质，溶酶体酶、缓激肽、组胺、补体激活产物等。通过内皮炎症反应、血管舒张异常、凝血机制改变和心肌抑制等途径引起宿主器官功能损伤，最终导致MODS。

在流感病毒肺炎（cytokine storm post-influenza pneumonia）发病过程中，促炎因子和抗炎因子相互作用，导致肺组织广泛水肿、肺毛细血管渗漏，体内出现过度的炎症反应，先出现全身炎症反应综合征（SIRS），SIRS是指机体产生多种细胞因子和炎症介质，以细胞破坏、全身高代谢、高动力循环状态及过度的炎症反应为特征的病理生理过程。符合下列4项临床指标中的2项或2项以上者，可以诊断为SIRS：①发热或低体温；

②心率＞90次/分；③呼吸频率＞20次/分；或动脉血二氧化碳分压＜32mmHg，或需要机械通气辅助呼吸；④血中白细胞计数＞12×10⁹/L或低于4×10⁹/L，或未成熟白细胞＞10%。接着出现代偿性抗炎反应综合征（CARS），此时因抗炎因子释放过多造成免疫抑制，导致低血压、氧利用障碍、心肌抑制、内皮细胞炎症及血管通透性增加，血液高凝状态，最终导致MODS。

最后阶段为MODS，MODS也称多器官衰竭（multiple organ failure，MOF），是重症感染患者常见的并发症，因感染激发，在短时间内发生≥2个的器官功能障碍或衰竭（图3-35）。其中肺部感染发生率在38.10%，病死率高达60%～98%。MODS分为：①血小板减少症相关性多器官衰竭；②淋巴细胞耗竭综合征MODS；③病毒/淋巴增生性障碍导致的MODS或MOF（自然杀伤细胞/细胞毒性T淋巴细胞/B细胞/T调节细胞功能障碍）；④心、肝铁过载导致的多器官衰竭；⑤百日咳白细胞增殖因子，白细胞过多症MOF。

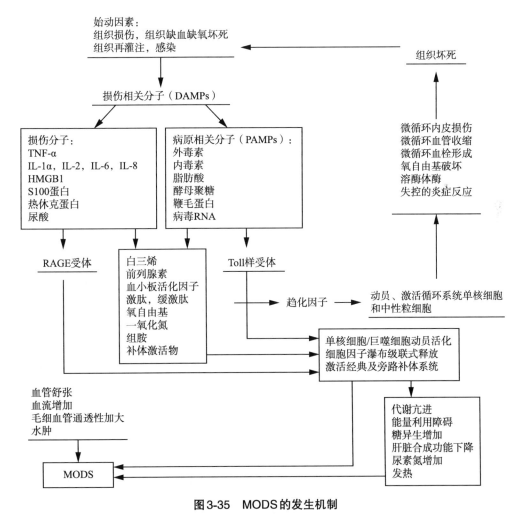

图3-35 MODS的发生机制

TNF-α. 肿瘤坏死因子；IL. 白细胞介素；HMGB1. 高迁移率族蛋白1；RAGE. 晚期糖化终产物受体；MODS. 多器官功能障碍综合征

部分患者也可以出现ARDS的自然过程，包括渗出期（透明膜及水肿）、增生期（肺间质炎性反应）、纤维化期（肺间质纤维化）。2012柏林ARDS的诊断标准：①时间。急性发作，定义在7天内。②胸部X线片或CT影像表现。双侧的实变，不能解释为胸腔积液、肺叶不张。③肺动脉楔压（PAWP），也称肺毛细血管楔压。肺动脉楔压测量方法通常是应用Swan-Ganz气囊漂浮导管经血流漂浮并楔嵌到肺小动脉部位，阻断该处的前向血流，此时导管头端所测得的压力即是肺动脉楔压。④氧合指数（PaO$_2$/FiO$_2$），正常值为400～500mmHg，如果PaO$_2$明显下降，加大吸入气中氧浓度无助于进一步提高PaO$_2$，氧合指数＜300mmHg，则提示肺呼吸功能障碍。分为3个亚组，按照缺氧程度：轻度＜300mmHg，中度＜200mmHg，重度缺氧＜100mmHg。要特别注意的是，ARDS可以表现为肺部非对称实性病变，且与体位或重力梯度没有相关性，可以类似肺炎改变；由于肺外因素引起的ARDS，多表现为更加典型的双侧对称性，从前到后和从头到尾出现密度梯度，在肺部背侧及底部更加严重。这是一个重要特征，利用这个特征，ICU医师可以调整更合适的呼吸末正压通气（positiveend-expiratory pressures，PEEP）（图3-36，图3-37）。

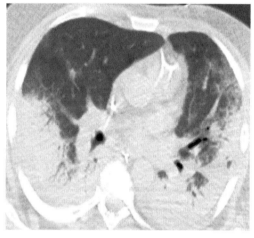

图3-36　ARDS显示双肺野前部肺纹理清楚，随着重力方向，逐渐出现磨玻璃影，在肺底部为实变影，且可见肺组织体积变形

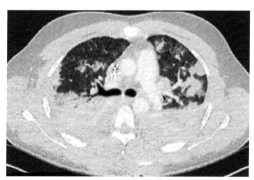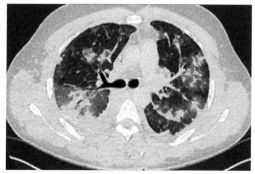

图3-37　CT指导病毒性肺炎的正压通气

（许乙凯）

第4章
病毒性肺炎的影像诊断

第一节　流感病毒肺炎

一、病原学

1.简介　流行性感冒病毒（influenza virus），是正黏病毒科（*Orthomyxoviridae*）的代表种，简称流感病毒，包括人流感病毒和动物流感病毒，人流感病毒分为甲（A）、乙（B）、丙（C）三型，是流行性感冒（流感）的病原体。甲型流感病毒于1933年分离成功，乙型流感病毒于1940年获得，丙型流感病毒直到1949年才成功分离。

2.流感病毒分类　根据流感病毒感染的对象，可以将病毒分为人类流感病毒、猪流感病毒、马流感病毒及禽流感病毒等类群，它们是单链RNA病毒，其中人类流感病毒根据内膜和核蛋白抗原分为三型（A、B和C）。甲型流感病毒（Influenza A virus）又称A型流感病毒；乙型流感病毒（Influenza B virus）又称B型流感病毒；丙型流感病毒（Influenza C virus）又称C型流感病毒。

其中只有甲型流感病毒会引发流行。依据其外膜血凝素（H）和神经氨酸酶（N）蛋白抗原性的不同，可分为16个H亚型（H1～H16）和9个N亚型（N1～N9）。感染人的禽流感病毒亚型主要为H5N1、H9N2、H7N7，其中感染H5N1的患者病情重，病死率高。猪流感病毒亚型包括：H1N1、H1N2、H2N1、H3N1、H3N2和H2N3，目前大多数常见病毒是H1N1和H3N2亚型。

二、流行性感冒病毒相关性肺炎的临床情况

流行性感冒通常在每年冬季发生，病毒会引起周期性、地方性和流行性感染。发病率和死亡率很高，全球导致重症的人数可达300万～500万，在大流行年份，死亡人数可达50万。根据世界卫生组织估计，每年世界人口的10%～20%感染流感病毒。

甲型流感病毒抗原性易发生变异，多次引起世界性大流行。普通人群中，甲型流感病毒是呼吸道病毒中发病率和死亡率最高的病毒。它们在婴儿期更常见，并可能导致严重的下呼吸道疾病。在成人中，感染通常是轻微的，仅限于上呼吸道。经典的流感会突然出现系统症状，如发热（通常为38～39℃）、头痛、肌肉酸痛及呼吸道症状（咳嗽和咽痛），继而发展为肺炎，但比较少见。可以有淋巴细胞减少和血小板减少。然而，合并慢性病的患者、年长者和婴幼儿，容易合并严重甲型流感病毒并发症，包括出血性支气管炎或重型肺炎（原发病毒性肺炎或继发性细菌性肺炎）。

近年来有研究表明，流感病毒和副流感病毒已被确认为免疫功能低下患者呼吸道疾病的主要原因，包括实体器官移植受者。

三、流行性感冒病毒相关性肺炎的发病机制

流感病毒在呼吸道上皮细胞内复制，引起下呼吸道感染（支气管炎及细支气管炎），定植鼻咽部后复制峰值近48小时。疾病早期经常表现为气管、支气管炎和中性粒细胞性支气管肺炎，可见气道壁堵塞、单核细胞浸润、上皮细胞退化。在晚期，可潜在发展为具有侵袭性、肺实质细胞改变的坏死性支气管炎或细支气管炎，表现为典型的广泛肺泡损伤，合并肺泡内水肿和出血。

流感病毒肺炎的严重性可能取决于病毒本身的毒力及宿主的免疫应答。下呼吸道受累主要表现为以气道为中心的侵润（树芽征、小叶中心结节、支气管壁增厚合并或不合并支气管周围磨玻璃影和实变），这是临床最基本的表现，还可能伴随轻度上呼吸道感染的临床症状。"气道为中心"和"间质-实质"是两种主要的肺部感染模式，有研究发现甲型和乙型流感病毒肺炎在肺部感染的模式上没有显著性差异。

四、影像学表现

流感病毒肺炎的影像学表现为双肺网状结节样磨玻璃密度影伴有或不伴有局灶性实变，通常位于下肺叶。往往可见边界不清的片状或结节样实变，迅速融合，表明存在广泛的肺泡损伤或双重感染，并在3周内消散。磨玻璃影和实变区域主要分布在支气管血管周围和胸膜下，类似机化性肺炎。有些恶性白血病患者可见双肺片状实变影，边界不清的小结节和片状磨玻璃密度影伴有区域实变。然而，H1N1流行时，健康宿主也有相似的表现。有更广泛的肺部损伤患者会表现为急性呼吸窘迫综合征，H1N1病例可有机化性肺炎。胸腔积液比较少见。可发生继发的细菌性肺炎、肺炎链球菌性肺炎感染，且可以相互作用，可存在共同感染或继发感染。如果患者经过一段时间的退热处理后又再次发热，就应怀疑合并细菌感染，此时白细胞计数增高，影像学有异常改变（小叶实变有助于诊断合并细菌感染）。当怀疑合并细菌感染时，痰及肺泡灌洗液的培养及革兰染色也有助于明确诊断。

流感病毒肺炎在胸部X线片上更容易累及双肺和更多的肺叶，最常见的部位在下叶，可表现为双肺斑片状实变区域、弥漫性实变区域及肺叶实变。后期双侧斑片状实变区可融合。

在薄层CT上主要表现为：局灶性、多灶性或弥漫性磨玻璃影或实变区域、小叶中心结节、分支线状影、"铺路石"改变、"树芽征"、吸入性空气滞留、网状浸润、广泛的支气管壁增厚，可有纵隔淋巴结肿大、肺门淋巴结肿大、心影增大、胸腔积液（单侧、双侧）、气胸等，常可见假性空洞、肺气肿形成。其中，小叶中心支气管感染的患者常可见小叶中心结节，并伴有周围间质和肺泡的炎症、浸润或纤维化，这些结节密度大，分布均匀，或呈磨玻璃影；"树芽征"常提示小气道病变，反映小叶中心型细支气管扩张伴管腔受黏液、液体或脓液影响，常与细支气管周围炎症有关。

有学者研究，在少数免疫功能低下患者中，斑块状气腔实变区域是最常见的CT表现，而在移植受者中肺小结节占优势。在儿科H1N1相关肺炎患者中，肺炎早期小区域

内的磨玻璃影在随访中进展为广泛的气腔密度增高，但没有结节或网状浸润，继而可见间质浸润（磨玻璃影到气腔实变）。

甲型流感病毒感染中，禽流感最常见的影像学表现为多灶性实变。CT表现包括局灶性、多灶性或广泛的磨玻璃影及区域实变影，小叶中心结节、假空洞影、空腔形成，往往可以看到淋巴结肿大。在病程中，还可见胸腔积液和气胸。患者往往病情快速进展，导致急性呼吸窘迫综合征。

H1N1相关肺炎患者往往表现为双侧磨玻璃密度影，多灶性磨玻璃密度影表明气腔的部分充填、间质增厚或毛细血管容量增高，比H3N2和乙型流感病毒肺炎患者累及的肺叶更多。然而，H1N1相关肺炎患者单侧磨玻璃密度影及实变发生的概率比H3N2和乙型流感病毒肺炎患者低。H3N2相关肺炎更多表现为广泛的支气管壁增厚。"树芽征"的发生率在不同病毒亚型中没有区别。

流感病毒引起的肺部感染有多种表现形式（图4-1～图4-7）。有研究显示，甲型和乙型流感病毒肺部感染的形式没有明显区别，在甲型流感病毒各亚型间也没有显著区别。甲型流感总体特点是突然暴发，2～3周达到高峰，持续2～3个月，流行可以在几个地区快速扩散，感染率高。乙型感染引起的流行范围小，病变较轻，主要发生在学校及军营。乙型流感病毒引起的最严重并发症是瑞氏综合征。C型流感较少引起人类疾病。

流感病毒肺炎可以引起全身的并发症，如继发性细菌感染、急性呼吸窘迫综合征、心肌损伤、肌炎或肌肉溶解征、中枢及周围神经系统损伤。中枢神经系统损伤包括瑞氏综合征，这是一种严重的药物不良反应，死亡率高，是儿童在病毒感染（如流感、感冒或水痘）康复过程中患的一种罕见病，以服用水杨酸类药物（如阿司匹林）为重要病因。流感病毒还可引起脑病及脑脊髓炎、横贯性脊髓炎、无菌性脑膜炎和吉兰-巴雷综合征。

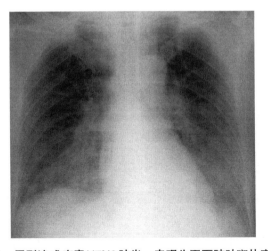

图4-1　甲型流感病毒H7N9肺炎。表现为双下肺叶斑片实变影

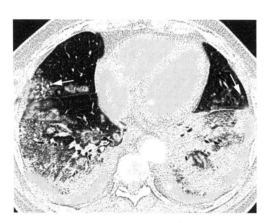

图4-2 甲型流感导致双肺磨玻璃影、实变及多发腺泡结节（箭）

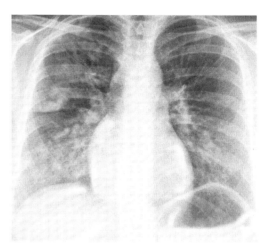

图4-3 H1N1病毒引起的双肺炎症，表现为多发斑片状密度增高影

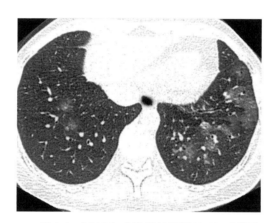

图4-4 2009年大流行的甲型H1N1病毒肺炎。表现为双下肺多发斑片状分布磨玻璃影及小叶间隔增厚；不规则小片状融合，沿着支气管血管周围束分布

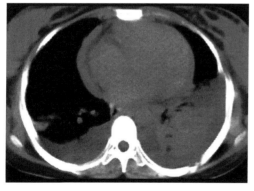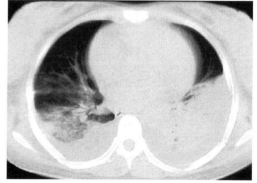

图4-5 流感病毒引起的重症肺炎。表现为双肺底部实变不张及少量胸腔积液，还可见少许的心包积液

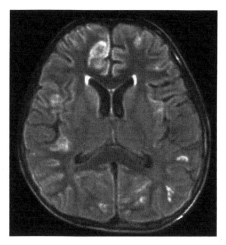

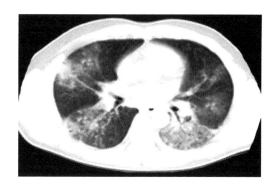

图 4-6 流感病毒引起的脑病，累及皮质及皮质下区

图 4-7 流感病毒 H7N9 肺炎，累及双肺多叶或段

五、影像病理联系

病毒性肺炎的 CT 表现形式，与病毒感染肺炎的发病机制相关。尽管不是所有的病例都有典型的影像学表现，但大多数病毒性肺炎都表现的比较相似（图 4-8）。病毒在鼻咽部上皮复制，向肺内播散，导致细支气管炎伴小气道上皮细胞脱落，在影像学上通常表现为多灶性小叶性实变并可见磨玻璃密度影、小叶中心结节，并可见支气管壁增厚。病毒广泛侵犯呼吸道上皮，导致坏死性细支气管炎及广泛肺泡损伤，相应影像学表现为实变。感染终末细支气管引起细支气管炎，合并坏死性支气管肺炎。病毒在气道及肺泡均具有细胞病理效应，这些表现为多灶性散在分布的磨玻璃影及气管周围为主的实变。肺组织活检或支气管肺泡灌洗液内可以观察到细胞核内包涵体。单纯疱疹病毒肺炎患者进行开放肺组织活检，CT 图像上肺磨玻璃密度影的区域在病理上对应的是广泛的肺泡损伤。在一些患者中，病变向更严重的程度发展（肺出血、急性肺损伤和肺透明膜病）。

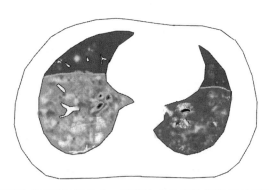

图 4-8 典型的病毒性肺炎 CT 表现形式：甲型流感病毒肺炎表现为双肺多发不规则实变影，沿着支气管肺泡束分布，广泛的磨玻璃密度影，小叶间隔增厚

不同的影像学表现反映了不同的组织病理基础，如弥漫性肺泡损伤、肺泡内水肿、不同程度的细胞浸润、肺泡内出血和间质炎症细胞浸润。以往关于这个问题的病理报道提供了有关流感病毒引起的肺部改变性质的证据，表明上呼吸道和下呼吸道感染通常导致气管和支气管假复层柱状上皮的多灶性脱屑，甚至完全丧失与细支气管透明膜形成有关或无关的上皮层。这些组织病理改变对应了小叶中心结节、"树芽征"和空气潴留。周围肺实质广泛受累，可见纤维蛋白沉积在肺泡导管和间隙内，形成透明膜。后者对应支气管周围及细支气管周围"气道中心"形式的浸润。在"间质-实质"型为主的肺炎相应的影像学表现包括双侧对称性磨玻璃密度影、铺路石改变和明显的网状结构，肺泡毛细血管床扩张引起肺泡隔增厚、间质水肿、不同程度的间质性淋巴细胞浸润。不同程度的急性肺泡内水肿和出血，以及含有纤维蛋白血栓的间质小血管和中血管的存在，也是造成这种模式严重程度和CT形态学特征的原因。

此外，流感病毒的三种类型和亚型之间，以及免疫功能不全和免疫功能正常的患者之间肺浸润的方式有很大的重叠。

（冯　婕　许乙凯）

第二节　副流感病毒肺炎

一、病原学

1.简介　人副流感病毒（HPIV）感染占儿童病毒感染所致下呼吸道疾病（如细支气管炎、肺炎）的20%～40%，其中2.8‰需要住院治疗。HPIV常引起儿童下呼吸道感染，其致病性仅次于呼吸道合胞病毒（RSV）。HPIV是一种单链RNA病毒，是副黏病毒科的成员。通过与呼吸道纤毛上皮结合而引起呼吸道疾病，已知是成人和儿童季节性上呼吸道感染的常见原因。

人副流感病毒表面含有溶合酶和红细胞凝集素——神经氨酸苷酶的糖蛋白刺。病毒颗粒大小不一（直径大小在150～300nm），形态各异。在外环境下不稳定，在物体表面存活几个小时，肥皂水很容易使其失去活性。

2.副流感病毒分型　人副流感病毒由4种血清型组成（Ⅰ～Ⅳ型），其中Ⅳ型又分a和b两个亚型。尽管4型副流感病毒都是人类的呼吸道病原体，但Ⅰ～Ⅲ型是最常见的致病原因。4种亚型各有其不同的临床和流行病学特征。Ⅰ型和Ⅱ型最典型的临床特征是造成儿童喉炎、气管支气管炎，Ⅰ型是这种儿童喉炎气管支气管炎的主要原因，Ⅱ型次之。Ⅰ型和Ⅱ型均能造成其他的上呼吸道和下呼吸道疾病。Ⅲ型经常导致肺炎和细支气管炎。Ⅳ型很难检出，可能是因为它很少导致严重的疾病。人副流感病毒的潜伏期一般在1～7天。

二、副流感病毒相关性肺炎的临床情况

人副流感病毒是儿童和成人呼吸系统疾病的重要病因，可以造成反复发作的上呼吸道感染（如感冒和咽喉疼痛），它也能造成严重的反复感染的下呼吸道疾病（如肺炎、支气管炎和细支气管炎），特别是在老年人和有免疫缺陷人群中。季节性HPIV流行占小

儿下呼吸道疾病（LRTIs）住院病例的40%，占哮喘病例的75%。儿童期疾病引起免疫功能不全，而且在整个成年期都会发生再感染，尽管症状通常是轻微的，病程具有自限性。然而，在免疫功能低下的成年人或老年人中，感染可能发展到下呼吸道，并导致严重和危及生命的肺炎。

HPIV感染的临床表现多种多样，包括中耳炎、结膜炎、咽炎、哮喘、细支气管炎和肺炎。儿童肺炎典型表现为发热、咳嗽、肺部浸润（在胸部X线片显示为实变）。HPIV感染是造血干细胞移植受者和恶性血液病患者死亡的常见原因。在造血干细胞移植患者中，HPIV肺炎早期死亡率为50%，6个月死亡率为75%。在重症监护病房的患者中，20.8%的病毒感染是HPIV引起的，且常见细菌双重感染。

尽管所有4种副流感血清型均与儿童肺炎相关，但Ⅰ型副流感病毒和Ⅲ型副流感病毒是最常见的，分别占HPIV相关住院患者的1%～6%和2%～12%。儿童副流感病毒肺炎的临床症状不明显。肺部浸润通常表现为双侧间质浸润，也可见肺泡浸润。儿童HPIV副流感病毒肺炎的细菌并发症并不常见（＜15%），可能与严重坏死性肺炎有关。Ⅲ型副流感病毒已被认为是免疫功能低下患者（包括实体器官移植患者）呼吸系统疾病的主要原因。

三、副流感病毒相关性肺炎的发病机制

副流感病毒在上呼吸道和下呼吸道纤毛上皮细胞中结合和复制。感染从鼻和口咽开始，然后扩散到下呼吸道，在感染后2～5天达高峰。感染的程度与部位有关，即感冒症状与上呼吸道感染有关，喉部和气管感染导致哮喘和细支气管炎，而肺炎发生在远端气道。一旦小气道的上皮细胞受到感染，就会发生炎性浸润，而宿主的免疫反应与疾病的发病有关。哮喘的典型症状包括声音嘶哑、咳嗽和喘鸣，这是由于气管声门下区炎症引起的阻塞所致。与气管其他部位相比，这个区域的扩张性较差，因为它被环状软骨所包围。阻碍气流产生高音调吸气振动即喘鸣，由于这种阻塞而增加的呼吸功可能导致疲劳和缺氧，并最终在严重的情况下导致呼吸衰竭。成人患者一般较轻，但哮喘患者可因细胞因子和趋化因子的释放而出现气道高反应性。

四、影像学表现

肺部X线检查显示，副流感病毒肺炎病变多数累及双侧肺，也可仅累及一侧肺，表现为小片状阴影：斑片影、肺门模糊、片状实变影；也可表现为弥漫性间质性肺炎或肺纹理模糊，肺野透亮度增高，条索状、网状颗粒影，有时可见胸膜改变。

肺部高分辨率CT分辨肺部疾病较普通胸部X线片更为敏感，副流感病毒感染性肺炎的CT表现多种多样，包括多个小支气管周围结节、小叶中心结节、支气管壁增厚（图4-9）、磨玻璃影和气腔实变（图4-10）。多灶性斑片状实变与细菌性小叶性肺炎较难鉴别。

儿童发病多为双肺小叶性病变，胸腔积液、气胸表现较少，严重时可致坏死性肺炎（图4-11）。成人发病影像学表现为单侧或双侧斑片状浸润，50%的副流感病毒相关性肺炎可能合并细菌感染。CT扫描提示多发、小的（直径＜10mm）、无空洞、边缘不规则的结节是病毒性肺炎的前兆。在Ⅲ型副流感病毒肺炎患者的肺中多出现这种结节。结

节多数直径＜5mm，但个别结节直径为5～10mm或更大。所有的结节在支气管周围分布，无空洞。部分可表现为磨玻璃周围密度增高影和气腔实变影。

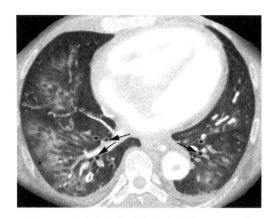

图4-9　副流感病毒肺炎患者的薄层CT扫描

显示双下肺及右肺中叶磨玻璃影及斑片状实变，细支气管壁增厚（箭）及少许的腺泡结节

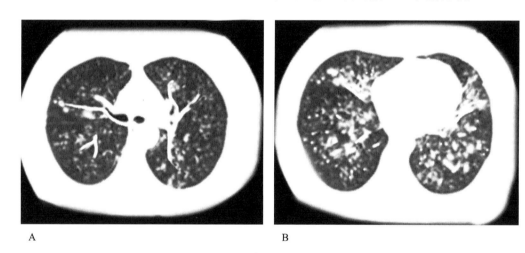

A　　　　　　　　　　　　　　　　　　　B

图4-10　异体骨髓移植后的副流感病毒肺炎

　　A、B分别表现支气管周围分布的多发结节及融合腺泡结节；左侧下舌段支气管及右肺中叶可见支气管壁增厚及沿着支气管血管周围束分布的斑片状影，气腔实变

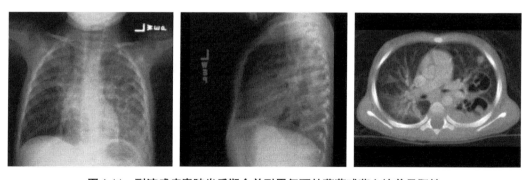

图4-11　副流感病毒肺炎后期合并耐甲氧西林葡萄球菌血培养呈阳性

双肺斑片状实变影，合并多发的空洞性改变

肺部多个无空洞小结节（直径＜10mm）多提示病毒性肺炎。值得注意的是，有不规则边缘的支气管周围结节始终存在，大小从不到5mm到11cm（1例患者）不等。大多数结节周围有磨玻璃密度影。多发性小结节的存在与病毒性肺炎的诊断有统计学意义。直径＜5mm的结节对于病毒性肺炎患者可能是一个鉴别点。

不同的影像学表现反映了潜在的不同组织病理特征：弥漫性肺泡损伤（肺泡内水肿、纤维蛋白和透明膜的不同细胞浸润）、肺泡内出血、间质性（肺内或气道）炎症细胞浸润。

HPIV感染的呼吸道临床表现及影像学表现均无特异性，确诊依赖于特异性病毒学检查，目前实验室检查方法包括培养、抗原检测、血清学诊断和PCR检测。抗原检测灵敏度不高。血清学在诊断HPIV感染方面作用有限。而PCR技术敏感性特异性高，敏感性最高可达100%，特异性为95%～98%，高于病毒培养或抗原检测，与传统的诊断方法相比具有很大的优势，应用范围越来越广。PCR的劣势在于不能作为一种简单易行的技术得到广泛应用，与抗原检测相比，获得结果的时间长。传统的鼻拭子或支气管肺泡液的病毒培养是诊断HPIV感染的金标准，通常需要5～14天。目前尚无有效的抗HPIV药物。糖皮质激素和肾上腺素雾化可用于支持治疗哮喘及细支气管炎。

总之，HPIV已成为儿童和免疫力低下成人下呼吸道感染的重要病毒，目前尚无有效的HPIV疫苗。因此，快速病原诊断、合理治疗尤为重要。随着呼吸道感染多重PCR检测技术的应用，对于HPIV及多重感染、流行病学及临床特征将有更深的了解，从而能够指导临床减少不必要的抗生素使用，并缩短住院时间。

（冯　婕　许乙凯）

第三节　腺病毒肺炎

一、概述

人腺病毒属哺乳动物腺病毒属，现有51个血清型，是一种复杂的DNA病毒，直径为70～80nm，基因组为线性双链DNA，可编码结构和非结构多肽。腺病毒性肺炎易发生于婴幼儿或免疫功能损害人群。感染全年可见，秋季到春季常见。约10%的儿童急性呼吸道感染由腺病毒引起，而成人占1%～7%。腺病毒感染可通过气溶胶吸入、自我接种至结膜和粪-口途径传播，感染病毒后机体可产生特异性抗体。腺病毒性肺炎占病毒性肺炎的20%～30%。

二、临床表现

在婴幼儿，腺病毒可引起多种临床症状，以急性呼吸道感染常见，有时可发生下呼吸道疾病，包括细支气管炎和肺炎，儿童的腺病毒性肺炎常以持续高热为主，多伴有咳嗽、气喘，病情一般持续1～2周，可自行缓解。在成人中，以急性呼吸道感染症状为主，常表现为明显的咽痛和逐渐出现的发热症状，伴有咳嗽、呼吸困难及发绀等，有时出现嗜睡、腹泻、结膜炎，甚至心力衰竭等。

三、病理

腺病毒感染后，将沿气道经过中、小支气管蔓延累及肺实质，引起支气管和细支气管黏膜水肿、充血、坏死脱落，坏死物阻塞管腔。同时引起黏液分泌增加，阻塞管腔。支气管和细支气管周围以及管壁、肺泡壁、肺泡间隔和肺泡腔内有中性粒细胞、淋巴细胞等炎症细胞浸润。当病变累及细支气管后迅速发展至肺泡，表现为局灶性或融合性、坏死性支气管炎、细支气管炎和间质性肺炎，严重的腺病毒性肺炎特征是斑片状出血及弥漫性渗出性肺泡损伤、坏死，伴过度充气或肺不张。还可伴有中枢神经系统及心脏的间质性炎症反应。

四、影像学表现

见图4-12～图4-14。

1. X线　腺病毒肺炎早期常表现支气管炎，表现为两肺纹理增多、增粗，以两肺中内带明显，常伴有肺气肿。当病情进展时，表现为单发或多发小片状阴影，大小不等，密度不均匀，部分可融合，可进展为实变影，小片状病灶以两下肺内带多见。同时肺门影增大、增宽，多为双侧或以肺实变侧较重。胸腔积液少见，可为单侧或双侧。

2. CT　腺病毒肺炎最常见及较早期的表现常为磨玻璃影，可单侧或双侧肺叶出现，边界模糊不清，单纯磨玻璃影少见，可迅速实变。腺病毒肺炎还可表现为单发或多发散在小斑片密度增高影，与磨玻璃影可同时存在，边界模糊不清，多呈节段性分布，可累及多个肺段或肺叶，但通常不占据整个肺叶或段，多见于双肺下叶，大多沿支气管血管束分布，或见于肺底、肺外周胸膜下，进展时可融合成大片，呈实变影，密度不均，其内可见支气管充气征。有时炎性病灶为团簇状或类圆形实变且呈向心分布，与肺门连成一片，而外带病变相对较少，密度较高。实变病灶在腺病毒中常见，实变周围常伴有磨玻璃影，主要分布于胸膜下和支气管血管周围。与其他病毒性肺炎一样，腺病毒肺炎也常导致小叶间隔增厚，一般呈均匀增厚，边缘光滑。一般无胸腔积液或仅有少量胸腔积

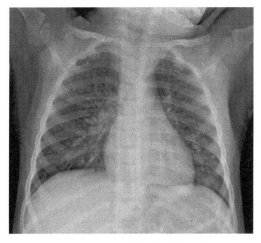

图4-12　婴儿腺病毒肺炎X线

表现为沿着支气管周围增厚及斑片状影，以双下肺叶较明显，可见模糊条状实变

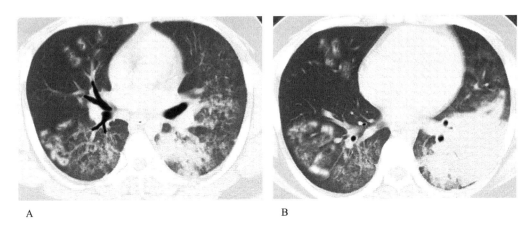

图4-13 儿童腺病毒肺炎CT

A、B分别显示双肺多发斑片磨玻璃影及实变影，以双下肺为著

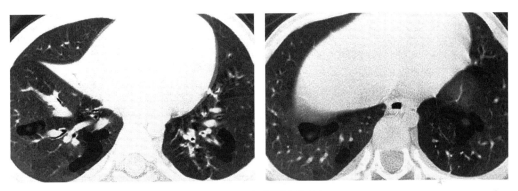

图4-14 腺病毒肺炎CT

可见双下肺细支气管壁增厚及区域性透亮度加大区（马赛克征）

液。重症腺病毒肺炎常见双肺同时受累或多肺叶受累，病灶常为实变向心性分布、团簇状影、支气管充气征，小气道改变及胸膜增厚，胸腔积液多见。

五、诊断及鉴别诊断

腺病毒是儿童社区获得性肺炎（CAP）的重要病原，多发于6个月至5岁儿童，占住院儿童CAP的3.5% ～ 9.4%，肺部细湿啰音多于3天后出现，可伴有哮鸣音。重症腺病毒性肺炎（severe adenovirus pneumonia，SAP）常以持续高热不退、剧烈咳嗽、肺内病变进行性加重为表现，早期白细胞计数、C反应蛋白多数正常，需要与儿童肺炎支原体肺炎相鉴别，两者处理原则有很大差别。重症腺病毒肺炎的诊断标准：①体温＞38.5℃，全身中毒症状重，或有超高热；②呼吸困难，发绀，肺部啰音密集或有肺实变体征，胸部X线示片状阴影；③有心力衰竭、呼吸衰竭、中毒性脑病、微循环障碍、休克任意一项；④合并脓胸、脓气胸和（或）败血症、中毒性肠麻痹；⑤多器官功能障碍。

腺病毒肺炎的主要表现为大片密度增高影，病灶以左下肺、右上肺为主，支原体肺炎多以右下肺及左下肺为主。腺病毒性肺炎早期两肺纹理增多、毛糙，双肺中内带明显，于病程3～7天出现小片状融合，进一步进展可表现为大片实变。可见细支气管的炎症表现，如充气不均匀、磨玻璃影、马赛克征、小叶中心性结节、树芽征、支气管壁增厚、细支气管扩张等。腺病毒肺炎引起的后遗症包括支气管扩张、毛细支气管炎、闭塞性毛细支气管炎和单侧透明肺等。腺病毒感染引起儿童感染后肺部病灶吸收缓慢，大部分患儿需4～6个月肺部病灶才基本吸收。传统的病毒分离和血清分型方法虽是诊断腺病毒的金标准，但不适于临床早期诊断。针对腺病毒衣壳六邻体抗原多采用鼻咽抽吸物、鼻咽拭子、痰液及肺泡灌洗液免疫荧光方法，发病3～5天检出率最高，重症病例2～3周仍可阳性；实时定量聚合酶链反应可对病毒进行定量分析，帮助预测病情的严重程度。

（林炳权　许乙凯）

第四节　呼吸道合胞病毒肺炎

一、概述

呼吸道合胞病毒（respiratory syncytial virus，RSV）属副黏病毒科肺病毒属，只有一种抗原型，分为两种亚组（A和B），每一种亚组有多种亚型，含包膜的病毒直径为150～300nm，其基因组是单链RNA，可编码11种病毒特异性蛋白。呼吸道合胞病毒是婴幼儿主要的呼吸道疾病病原体，也是婴儿下呼吸道疾病的首要病因。呼吸道合胞病毒感染每年在世界范围内流行，多发生在晚秋、冬、春季，可持续5个月，其感染在1～6个月婴儿中发病率最高，感染率在易感婴儿中很高。婴幼儿中，20%～25%住院以及高达75%的细支气管炎病例是由RSV感染引起的。其主要通过与传染者的手或污染物密切接触，自我接种至结膜或前鼻孔而传播，也可通过气溶胶传播。

二、临床表现

人呼吸道合胞病毒是全世界婴幼儿下呼吸道感染最常见的病原体，导致每年超过300万人住院和20万人以上的人死亡，给全球带来了非常沉重的经济和社会负担。RSV病毒在温带地区的春、冬季和热带地区的雨季极为易发，流行地域广，暴发时间长，主要感染对象为5岁以下的儿童及婴幼儿。

在婴幼儿，RSV感染科引起下呼吸道症状，包括肺炎、细支气管炎和气管支气管炎，患儿常以鼻炎、低热、轻度全身症状起病，伴咳嗽和喘息，大部分1～2周逐渐恢复，严重的可发生呼吸困难，出现缺氧、发绀甚至呼吸暂停。成人感染HRSV少见，常见于老年患者或高危人群，表现近似感冒，包括鼻涕、咽喉痛和咳嗽，有时伴发全身症状，如倦怠、头痛和发热等，也可引起下呼吸道疾病。

三、病理

呼吸道合胞病毒感染主要累及气管、支气管、细支气管和肺实质，当累及气管及其分支时，可引起大量炎性细胞浸润。当累及肺实质时，可引起间质性肺炎和弥漫性肺泡损伤，导致肺泡大量炎性细胞浸润，以单核细胞为主，导致肺泡出血、水肿，被覆含蛋白及纤维蛋白的透明膜形成，肺泡弥散距离增宽，肺泡隙及巨噬细胞内可见病毒包涵体。

四、影像学表现

见图4-15～图4-18。

1. X线　RSV肺炎可为支气管炎或支气管肺炎，表现为两肺纹理增多、增粗，细支气管壁增厚，支气管周围可见局灶性或多发小斑片状、磨玻璃影，伴或不伴有结节、实变影，以单侧下肺多见，部分可融合甚至导致肺不张，可合并胸腔积液。

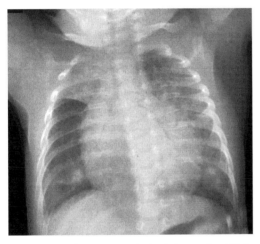

图4-15　幼儿合胞病毒肺炎。X线可见右上肺实变及支气管充气征；双下肺可见斑片状影

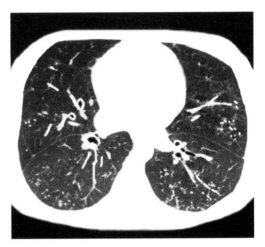

图4-16　成人合胞病毒肺炎。双肺多发小结节及树芽征，可见支气管壁增厚

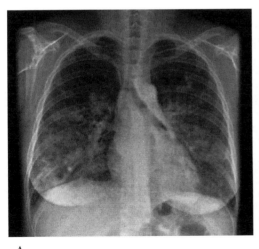

A

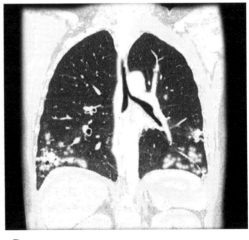

B

图4-17　成人合胞病毒肺炎

A. X线示双肺呈小叶性肺炎表现，可见多发斑片状影，沿着支气管周围分布，双下肺叶更加明显；B. CT冠状位示双肺多发结节及斑片状实变，边缘不清

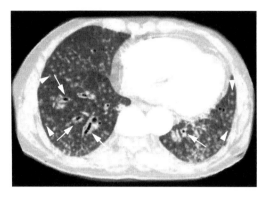

图4-18　呼吸道合胞病毒感染

CT可见双下肺支气管壁增厚（箭），双肺可见弥漫边界模糊的肺腺泡性或小叶中心性结节（箭头）

2. CT　RSV肺炎主要表现为细支气管炎。表现为小叶中心或分支小结节影，边界不清，常伴有磨玻璃影，可呈"树芽征"改变，支气管肺炎表现为单发、多发磨玻璃影或局灶性斑片状高密度影，可沿支气管血管束分布，边界不清，支气管壁增厚，磨玻璃影内可见小叶间隔增厚，病变多分布于单侧下肺，部分可呈双肺多发非对称性分布，进展时融合为实变影，甚至导致肺不张，其余肺野可过度充气，透亮度增高。

五、RSV的诊断

21天以后的新生儿RSV感染率明显高于21天以内的新生儿；21天或21天以内新生儿受到母体抗体的保护，很少发生RSV的感染，随着日龄的增长，抗体逐渐消耗，免疫球蛋白半衰期为16～24天，自身分泌的免疫球蛋白少，抵抗力下降，故RSV的感染率上升。RSV肺炎病变主要在小气道（内径为75～300μm），感染急性期可出现纤毛上皮坏死，黏膜下细胞浸润，黏液增多，阻塞小气道，使管腔明显狭窄，故患儿可出现持续性咳嗽及发作性喘憋，肺部可有小气道阻塞表现如弥漫性细湿啰音及哮鸣音。RSV肺炎常见混合感染的细菌依次为大肠埃希菌、肺炎克雷伯菌、金黄色葡萄球菌和阴沟肠杆菌等。成人感染RSV多表现为类似感冒症状，如流涕、咽喉痛及咳嗽，也可引起中耳炎，但如果老年人或免疫功能低下者，可以引起重症肺炎，死亡率高达20%。RSV肺炎影像学表现为支气管壁增厚、多发结节、"树芽征"、弥漫性间质浸润和节段或大叶性的肺实变，缺乏特征性改变。

病毒分离培养法是RSV检测的"金标准"，将收集到的样本处理后立即培养于Hep-2细胞，定期观察病变情况，当病变达到一定程度时收集病毒上清，用RSV不同毒株的特异性单克隆抗体进行免疫荧光检测。该方法的缺点是耗时长且待检样本量要求较多，无法检测微量样本。利用PCR方法，可以根据RSV不同毒株的特异性蛋白（以G蛋白最多）基因序列设计引物和探针对样本进行毒株型的分析，该方法方便快捷，灵敏度高，但成本较高。RSV病毒至今仍在婴幼儿、老年人及免疫缺陷患者等人群中常年大范围流行，主要原因是目前尚无防治HRSV的疫苗。

（林炳权　许乙凯）

第五节　巨细胞病毒肺炎

一、病原学

巨细胞病毒（cytomegalovirus，CMV）属于β族疱疹病毒，为双链DNA病毒，直径约为200nm，外有包膜，核为球状。对热和低温稳定性差，56℃ 30分钟或4℃ 1周均可灭活，也可以紫外线和脂溶性溶剂灭活。可通过直接接触传播、经胎盘或产道垂直传播及输血传播等。

二、临床表现

免疫功能正常的CMV感染者大多数呈无症状的隐性感染，但免疫功能不全的CMV感染患者，如AIDS患者、造血干细胞或器官移植后的患者，可能出现威胁生命的肺部感染，病因可能是由于体内潜在的CMV的再激活或移植细胞或器官含有CMV。移植和长期使用糖皮质激素治疗是CMV感染的重要危险因素，CMV肺炎最常发生于移植后的1～3个月。典型者可表现为持续或间断性发热、咳嗽、进行性加重的呼吸困难和低氧血症，但也有不发热者。咳嗽多为干咳，或咳少量白痰，大量脓痰者少见。CMV还可导致胃肠道炎症、肝炎、视网膜炎、脑炎等。

三、诊断标准

用ELISA检测血清IgM抗体和IgG抗体，适用于早期感染和流行病学调查。CMV血清抗体检测：抗CMV-IgM阳性或抗CMV-IgG呈4倍以上增高提示CMV感染。由于CMV感染严重威胁到造血干细胞移植患者的健康，为统一标准，2014年的CMV论坛对移植后不同器官CMV感染更新了诊断标准。

1. CMV肺炎的确诊标准　影像学出现双肺新发弥漫性磨玻璃影，临床上出现低氧血症、呼吸急促、呼吸困难等肺部感染表现，同时需要具备组织病理证据，即肺组织内分离培养出CMV、组织病理可见典型的核内包涵体及免疫组化染色或DNA杂交技术检出CMV。但活检为有创检查，不作为常规检查手段。

2. 临床诊断标准　出现肺炎相应的临床表现，支气管肺泡灌洗液中CMV分离、培养或CMV核酸定量检测阳性。但核酸定量检测的诊断界值目前尚未确定，病毒载量越高，诊断可能性越大。

四、病理

CMV肺炎的病理改变主要为弥漫性肺泡损伤和间质性肺炎，可伴有小叶间隔增厚。其中弥漫性肺泡损伤的致病机制主要是CMV侵犯成纤维细胞，该细胞为肺泡壁结构的重要组成部分，病毒在其内生长可导致细胞巨化、变性，从而使肺泡壁结构的完整性破坏及通透性增加，引起浆液、纤维素、红细胞及巨噬细胞等炎性渗出，肺泡透明膜形成及肺泡内出血，被感染的细胞核增大、细胞质增多，形成典型的嗜酸性核内及细胞质内包涵体。而局灶性间质性肺炎的致病机制主要是炎症沿支气管、细支气管壁分布，侵犯小叶间隔及肺泡间隔，导致肺泡间隔增宽，间质血管充血、水肿及炎症细胞浸润。在CMV肺炎的演变过程中，由于上述两种病变的分布与严重程度不同，而使病理改变呈多样性，从而致使其影像学也呈多样化表现。机体免疫功能的不同也会导致CMV肺炎不同的病理改变，对于同种异体移植受体，CMV肺炎致病机制主要为T细胞介导的抗原-抗体反应，及时抑制病毒复制时可发生严重的坏死性肺炎。组织病理主要反应为坏死的炎症，感染CMV的细胞相对较少。而对于AIDS患者，由于免疫缺陷，主要是由于巨细胞病毒的细胞致病作用引起肺损害，组织病理表现为弥漫的肺泡损伤，伴有大量巨细胞病毒包涵体。

五、影像学表现

1. X线　见图4-19。

（1）早期：胸片可无明显异常或仅表现为双肺纹理增粗。

（2）进展期：X线可表现为起源于双肺中下肺野沿肺纹理分布的散在、多发、弥漫、大小不一的点片状阴影，逐渐扩展至全肺，病灶边缘模糊，整个肺野透光度下降，呈磨玻璃样改变。

（3）重症期：部分病灶可融合成边界不清的大片状实变影。临床上，这些表现常交叉并存，肺实变提示并发细菌性或真菌感染。

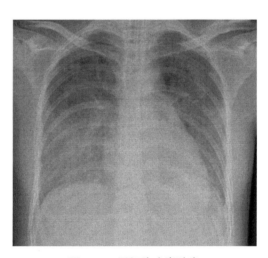

图4-19　巨细胞病毒肺炎

青年患者，急性髓系白血病，造血干细胞移植后出现肺部感染，胸部X线片显示肺纹理增粗，双肺弥漫的磨玻璃密度影，以双肺下野为著

2. CT　见图4-20～图4-23。

（1）磨玻璃结节影（ground glass opacity，GGO）：为CMV肺炎最常见的CT表现，90%以上的CMV肺炎在CT下可表现为双肺多发、斑片状或弥漫分布的GGO，边界不清，累及多个肺叶，以下肺为著，因其密度介于正常肺组织与支气管血管束密度之间，故其内仍可见肺纹理。

（2）多发性微小结节：60%以上CMV肺炎可出现此病变，结节直径通常＜10mm，

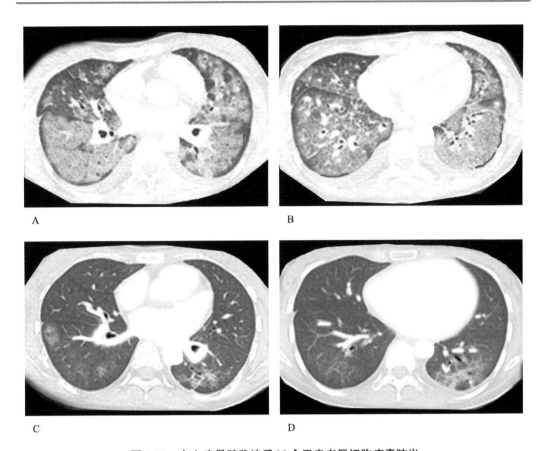

图4-20 白血病骨髓移植后60余天患者巨细胞病毒肺炎

A、B. 为治疗前，患者出现咳嗽、胸闷，体温38.8℃，伴低氧血症。患者血液及肺泡灌洗液基因测序均回报 CMV，双肺见多发斑片状磨玻璃密度影，呈弥漫性分布，双肺下叶范围更广泛，内见弥漫性小叶间隔及小叶间质增厚，呈"铺路石征"。C、D. 为治疗后10天复查。双肺磨玻璃影大部分吸收，但仍可见散在斑片状磨玻璃密度影及少许小叶间隔增厚

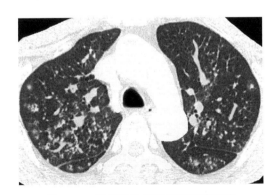

图4-21 骨髓移植后巨细胞病毒肺炎

双肺多发斑片状磨玻璃影及多发大小不一、模糊的腺泡结节

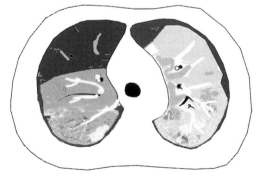

图4-22 巨细胞病毒肺炎典型表现

双肺广泛的磨玻璃影，可见胸膜下部分肺组织相对正常的逃避现象；可见部分实变及少许腺泡结节

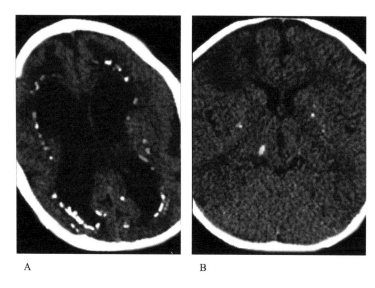

图4-23　先天性CMV感染

A.显示新生儿由于CMV感染形成慢性室管膜下炎及多发室管膜下钙化；B.先天性CMV感染导致新生儿的基底节多发钙化

边缘光滑或不规则，多位于两肺下野中内带，多位于小叶中心。

（3）实变：发生率＞50%，下肺多见，范围大小不等，多呈小叶或亚段分布，小部分可呈肺段分布，其内可见支气管充气征。

（4）其他：包括小叶间隔增厚、胸腔积液（少量）、胸膜增厚等，一般无肺门及纵隔淋巴结肿大。

上述各种CT表现多合并存在，当小叶间隔增厚合并磨玻璃影，可呈"铺路石征"，但并非CMV肺炎所特有，还可见于肺泡蛋白沉积症等疾病。若有胸腔积液，则一般引起双侧的少量胸腔积液。

总之，CMV肺炎多表现为双肺多发斑片状或弥漫分布的边缘模糊的磨玻璃密度影和多发小叶中心GGO，伴有小叶间隔的增厚，可出现实变、树芽征和网格影，但这些并非CMV肺炎所特有的，临床需与肺孢子菌肺炎等相鉴别。研究结果显示，肺孢子菌肺炎更常表现为弥漫均匀的磨玻璃密度影，而边缘模糊的磨玻璃密度、多发小结节、"树芽征"和实变更多见于CMV肺炎。AIDS患者的CMV肺炎相比其他患者更容易发生肿块样实变。

（崔丹婷　许乙凯）

第六节　人鼻病毒肺炎

一、病原学

人鼻病毒（human rhinovirus，HRV）为正链RNA病毒，属于微小核糖核酸病毒科，肠病毒属，直径为25～30nm，呈二十面体对称结构，无脂质被膜，病毒核心为单股正链RNA，长约7200bp。因为这种病毒特别适于在鼻腔中生长，故被称为"鼻病毒"，有HRV-A、HRV-B、HRV-C 3个基因型。室温下可以存活数小时至1天，在皮肤上可以存活2小时，紫外线、乙醇等可有效灭活病毒。人鼻病毒是常见的上呼吸道感染病原体，感染后常表现为无症状或上呼吸道感染症状，如鼻塞、流涕、咽痛、咳嗽等，具有自限性。近十几年来，随着RT-PCR等检测技术的进步，HRV逐渐在下呼吸道可以检测到，特别是婴儿、学龄儿童、老年人、移植后免疫功能低下的患者等，可能会引起毛细支气管炎、肺炎等严重的下呼吸道感染。HRV也可能会引起慢性阻塞性肺疾病或者哮喘等疾病的急性加重。有研究显示，HRV是继RSV后第2常见引起住院儿童毛细支气管炎的病因。入住ICU的重症肺炎患者中，人鼻病毒是最常见的病原体。人是HRV的自然宿主之一，感染者和病原携带者都可成为传染源，HRV可通过飞沫、气溶胶和直接接触传播。鼻病毒感染后可获得免疫力，但维持时间短，不同类型鼻病毒之间很少有交叉保护，因而人可多次感染。HRV多与其他呼吸道病毒合并感染，例如，呼吸道合胞病毒、腺病毒、副流感病毒、冠状病毒及肠道病毒等。HRV引起的毛细支气管炎，在临床上表现为发热、气急、喘息、呼吸困难等，严重者可以出现呼吸衰竭。

二、诊断标准

由于HRV血清型众多，缺乏合适的交叉反应抗原，血清学方法检测HRV抗体受到很大的限制，所以多采用RT-PCR方法检查HRV核酸诊断。诊断标准：有下呼吸道感染症状，具备以下病原学证据之一者：①痰液、咽拭子、下呼吸道分泌物实时荧光RT-PCR检测显示HRV核酸阳性；②呼吸道标本病毒基因测序证实HRV。

三、病理

病理基础为弥漫的细支气管炎或肺泡损伤，病毒侵入细支气管可以导致细支气管炎，形成典型的毛细支气管炎，人鼻病毒引起毛细支气管炎的主要病理机制是呼吸道上皮屏障破坏，毛细支气管上皮细胞发生脱落、坏死，导致血管通透性增加、黏液分泌增多、腺体增生甚至管腔狭窄或堵塞，累及气管至终末细支气管的呼吸上皮，最终形成肺不张、肺气肿，感染还可波及间质和肺泡，形成肺炎。累及肺泡引起弥漫肺泡损伤的机制主要是引起肺泡壁水肿，使其通透性改变，引起纤维蛋白等炎性渗出。

四、影像学表现

见图4-24～图4-26。

1. X线

（1）双肺纹理增粗、边缘模糊。

（2）出现两肺散在、多发网状、小点片状阴影。

（3）重症患者可出现不对称双肺散在、实变，边缘模糊。

2. CT

（1）可出现多灶性、零散分布的肺内磨玻璃密度影，小叶间隔增厚，边缘模糊，很少引起胸腔积液，纵隔、肺门淋巴结肿大。

（2）当造成毛细支气管炎时，直接征象可表现为小叶中心结节、"树芽征"、细支气

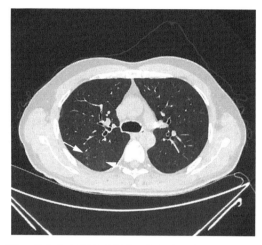

图4-24　成人鼻病毒感染，临床多为普通型感冒，少许肺野内可见小磨玻璃斑片状影及少许模糊结节

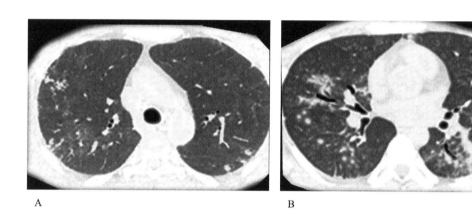

A   B

图4-25　典型的人鼻病毒肺炎，多见于免疫功能低下患者

　　A、B. CT分别显示双肺散在、多发的磨玻璃密度影伴有小叶间隔的增厚，双肺多发小叶中心结节和少部分实变，可见"树芽征"，支气管壁轻度增厚

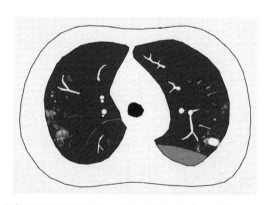

图4-26　人鼻病毒肺炎的基本表现示意图：多发小片磨玻璃及腺泡结节

管壁增厚，支气管血管束增粗、模糊；间接征象：细支气管狭窄产生的空气潴留和呼气末的马赛克灌注。

（3）对于重型患者，可以观察到双侧斑片状实变影，内可见空气支气管征。

（崔丹婷　许乙凯）

第七节　EB病毒肺炎

一、病原学

EB病毒（Epstein-Barr virus，EBV）是Epstein和Barr于1964年在非洲儿童淋巴瘤细胞中发现的，是疱疹病毒科嗜淋巴细胞病毒属的成员，基因组为DNA，圆形，直径约180nm。EBV可以感染B淋巴细胞和咽部的上皮细胞。成人和儿童感染EBV后临床表现和转归多种多样，可有原发急性感染、慢性活动性感染、淋巴增殖性疾病、肿瘤等。人是EBV感染的宿主，EBV初次感染时，可表现为隐性感染或表现为典型的传染性单核细胞增多症，可伴有发热、乏力、纵隔淋巴结肿大和肝脾大，无论是免疫功能正常还是免疫功能受损的宿主，EBV肺炎都是罕见的，EBV导致的肺炎为间质性肺炎，临床表现为发热、气促、咳嗽等非特异性症状。感染者和病原携带者都可成为传染源，可经口、输血及器官移植等传播。

二、诊断标准

临床上主要通过血清学方法检测EBV衣壳抗原（VCA）、EBV早期抗原（EA）抗体来筛查，其中EBV-VCA-IgM抗体出现表明近期感染持续活动。存在EBV感染不能确诊EBV肺炎。2016年我国《儿童主要非肿瘤性EB病毒感染相关疾病的诊断和治疗原则》建议EBV间质性肺炎的诊断标准为：肺泡灌洗液或肺组织中检测EBV-DNA阳性，或EBV编码小RNA（EBERs）原位杂交检测阳性。

三、病理

EBV肺炎的致病机制尚不十分明确，EBV主要感染B淋巴细胞，当免疫功能改变时，除感染B淋巴细胞外还感染NK及T淋巴细胞并使其功能受抑制，EBV不能被有效清除可直接侵犯或进入血液循环播散至肺，引起肺损害。肺组织病理切片可观察到形态不规则的单核细胞、成熟的淋巴细胞浸润支气管血管束和小叶间隔、间质，可导致肺泡间隔增宽、间质纤维组织及小血管增生。

四、影像学表现

见图4-27。

1. X线　早期表现为肺纹理增粗，逐步双肺弥漫性磨玻璃影，边缘模糊，少部分患者有片状渗出、肺实变及胸腔积液。

2. CT　CT表现与其他病毒性肺炎相似，主要表现为弥漫的磨玻璃密度影，伴有小叶间隔增厚的不规则网格状改变，实性小结节及实变相对少见，若表现为粟粒样小结

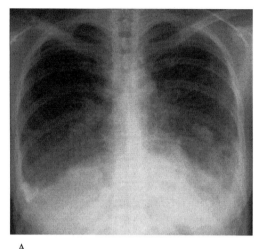
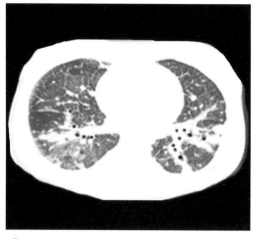

A　　　　　　　　　　　　　　　　　　　　　B

图4-27　慢性活动性EBV感染免疫功能正常患者致间质性肺炎

A. X线胸片显示两下肺野弥漫性磨玻璃影、双侧肋膈角变钝，提示少量胸腔积液；B. CT 显示双肺下叶支气管壁增厚及周围分布的带状实变，弥漫的磨玻璃密度影，小叶间隔增厚伴有少许腺泡结节

节，周围可有磨玻璃密度影，呈"晕征"。常合并双侧肺门和纵隔淋巴结肿大和肝脾大，可伴有胸腔积液。

（崔丹婷　许乙凯）

第八节　单纯疱疹病毒肺炎

一、概述

单纯疱疹病毒（herpes simplex virus，HSV）肺炎主要由HSV-1型引起，常见于器官移植或细胞免疫缺陷患者，也可见于因气管插管或吸入烟雾而损伤气道的免疫功能正常患者，且两者在影像学上的表现无明显差别。下呼吸道受累有两种可能的途径：吸入或将口咽感染扩展到下呼吸道，以及败血症患者的血行播散。可同时伴有弥漫性真菌、巨细胞病毒或细菌感染。

二、病原学特征

单纯疱疹病毒属于疱疹病毒科、α疱疹病毒亚科。HSV包含一个双链线性DNA基因组、一个衣壳（由162个按20面对称体形式排列的壳粒组成并被膜性被膜紧密覆盖）和一个包膜（由11种糖蛋白、脂质及聚胺组成，该包膜围绕在病毒核衣壳外）。与所有疱疹病毒科病毒一样，HSV同样具有潜伏和再激活的生物特性，这可导致宿主出现复发性感染。根据抗原性的差别，分为单纯疱疹病毒1型（HSV-1）和单纯疱疹病毒2型（HSV-2），两型病毒的DNA有50%的同源性。

HSV-DNA呈线性双链，由核壳包裹含病毒DNA的核心，核壳为厚度约100nm的20面体，由162个壳粒组成，完整的病毒体直径为110～120nm。当病毒穿过细胞核膜时获得富含磷脂的病毒包膜。核壳体穿过核膜出芽释放至细胞外或直接进入邻近细胞开始进一步的复制。

HSV在体外细胞培养中能有效地复制，在临床病毒学实验室使用的大部分细胞系中都能在1～3天快速产生溶解性细胞病变效应。应用血清学和分子技术可将HSV分为1型和2型。HSV-1和HSV-2的DNA中含有许多同源序列，分布在这两种类型的整个基因组中。

单纯疱疹病毒较不稳定，在体外不能长期存在，可被脂溶剂灭活，该病毒处于pH＜4或温度≥56℃的环境中超过0.5小时，即可消除其传染性。

三、流行病学特点

人是单纯疱疹病毒的自然宿主，人群中感染极为普遍，初次感染中的80%～90%为隐形感染，大多无明显症状，少数为显性感染。初次感染后多转为潜伏感染，受外界刺激后可引起复发。传染源为处于发病期的患者及无症状病毒携带者，HSV-1型感染通过直接接触病变部位或含HSV-1型分泌物；HSV-2型感染主要通过性接触传播或经产道传播给新生儿。此外HSV-1型尚可通过飞沫传播。病毒通过口腔、生殖器、结膜黏膜或破损皮肤侵入人类宿主，感染感觉神经末梢，然后沿着逆神经轴突的方向转运至后根神经节，并在此终身保留下来。胎儿可经胎盘感染，或者通过破裂的或看似完整的胎膜逆行播散而被感染。

四、病理

HSV肺部感染主要表现为3种形式：坏死性气管支气管炎、坏死性肺炎和间质性肺炎，其中间质性肺炎的特征包括弥漫性肺泡损伤、间质内淋巴细胞浸润、肺泡出血和透明膜形成。肺活检组织或支气管肺泡灌洗液细胞学检查发现核内包涵体或免疫组化HSV阳性，提示HSV的诊断。

五、临床症状

发热、咳嗽、气促和气管溃疡相关的假膜引起的上呼吸道阻塞症状；可伴有皮肤黏膜损害，且早于肺炎出现。

六、影像学特点

见图4-28～图4-30。

1.双肺多发的磨玻璃密度影，呈肺叶、肺段及亚段性分布，或呈弥漫分布；也可表现为支气管周围实变影，或两者混合存在；间质内可分布网格状影。

2.可合并小叶中央结节及"树芽征"，结节周围可环绕磨玻璃样"晕环"；结节的存在可能是由于病毒性肺炎本身、多发性出血结节，或合并真菌性肺炎。

3.多有胸腔积液出现。

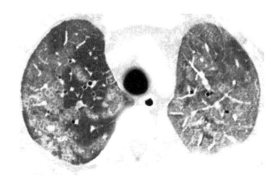

图4-28 单纯疱疹病毒肺炎

患有骨髓增生异常综合征的免疫缺陷患者，异体骨髓移植16个月后出现单纯疱疹病毒肺炎；胸部CT显示双肺弥漫分布的磨玻璃密度影，可见小叶间隔增厚

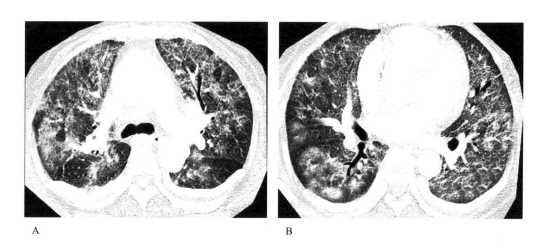

A   B

图4-29 多发性骨髓瘤单纯疱疹病毒肺炎

A、B.CT分别显示双肺内弥漫分布的小叶间隔增厚及磨玻璃密度影，可见双侧少量胸腔积液

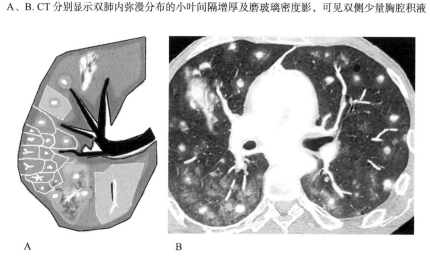

A   B

图4-30 单纯疱疹病毒肺炎

A.单纯疱疹病毒肺炎小叶中央结节、树芽征，多发结节伴"晕征"，实变及磨玻璃影示意图；B.胸部HRCT示双肺支气管周围多发的、随机分布的肺结节影，周围伴磨玻璃"晕征"

七、总结

HSV肺炎的临床表现和影像学表现无特异性，需依靠HSV肺部感染的组织学依据和下呼吸道病毒的分离。在免疫抑制的患者，如有广泛的皮肤黏膜HSV感染且伴有局限性或广泛性的肺部浸润，尤其存在食管炎或气管炎或发现HSV播散至其他器官时应考虑HSV肺炎。

（张　静　许乙凯）

第九节　严重急性呼吸综合征

一、发现与命名

自2002年11月起，一种不明原因性肺炎在我国广东省部分地区悄然出现并流行，经回顾性调查，首例病例发生在广东省佛山市，随后疫情迅速向全国各地蔓延，到2003年2月，已呈现全球流行的态势，暴发期主要集中在2003年3月中旬至5月中旬，6月份疫情得到有效控制。由于患者呼吸系统受损症状突出，产生严重呼吸窘迫，2003年3月15日，世界卫生组织（World Health Organization，WHO）正式将该病命名为严重急性呼吸综合征（severe acute respiratory syndrome，SARS）。WHO在世界范围内组织13个专业实验室经过联合攻关，在患者血液、粪便、活体肺组织及尸体组织中分离出冠状病毒，同年4月16日WHO在日内瓦宣布SARS的致病原为一种新的冠状病毒，并命名为SARS冠状病毒（SARS-CoV）。

二、病原学特征

冠状病毒因包膜上放射状排列的棘突形似皇冠而得名，为单股正链RNA病毒，属于巢病毒目、冠状病毒科、正冠状病毒亚科。该病毒广泛存在于动物体内，寄生宿主种类繁多。根据冠状病毒的基因组特点，可将冠状病毒分为α、β、γ、δ共4属。目前，已知的人类冠状病毒共7种，分别为α属中的普通冠状病毒HCoV-229和HCoV-NL63，β属中的普通冠状病毒HCoV-OC43和CoV-HKU1、SARS-CoV、MERS-CoV以及2019-nCoV，其中普通冠状病毒在人类中较为常见，致病性较低，可引起普通感冒。CoV-HKU1、SARS-CoV、MERS-CoV和2019-nCoV则均可引发人类肺部炎症。

SARS-CoV直径多为60～120nm，包膜上纤毛样突起长约20nm或更长。成熟病毒呈圆球形、椭圆形，成熟的和未成熟的病毒体在大小和形态上有很大差异，可呈多形性，如肾形、鼓槌形、马蹄形、铃铛形等。

SARS病毒在室温24℃下在尿液里至少可存活10天，在腹泻患者的痰液和粪便里可存活5天以上，在血液中可存活约15天，在塑料、玻璃、马赛克、金属、布料、复印纸等多种物体表面可存活2～3天；SARS病毒对温度敏感，37℃可存活4天，56℃加热90分钟、75℃加热30分钟能够灭活病毒；紫外线照射60分钟可杀死病毒；SARS对有机溶剂敏感，75%乙醇（5分钟）可使病毒失活，含氯消毒剂（5分钟）和乙醚（4℃条件下24小时）可灭活病毒。

三、流行病学特点

SARS全球累计发病例数为8422例，死亡916例，发病波及32个国家和地区，我国内地总发病数达5327例，死亡349例。

1. 传染源　SARS患者是主要传染源，不同于COVID-19确诊患者和无症状感染者都是主要传染源，SARS以显性感染为主，存在症状不典型的轻症患者及隐性感染者，但其传染性尚无定论。一项新的研究（Plos Pathogens）证实中华菊头蝠为SARS病毒的自然宿主，同时揭示蝙蝠体内存在一个庞大的冠状病毒库。

2. 传播途径　飞沫传播、气溶胶传播及接触传播，不能排除粪-口传播的可能性，尚无血液传播、性传播和垂直传播的流行病学证据。

（1）飞沫传播：即通过与患者近距离接触，吸入患者咳出的含有病毒的飞沫，是SARS经空气传播的主要方式，亦是最重要的传播途径。

（2）气溶胶传播：是空气传播的另一种方式，可能为流行严重疫区的医院和社区暴发的传播途径之一，易感者可在未与SARS患者见面的情况下，因为吸入悬浮在空气中含有SARS-CoV的气溶胶所感染。

（3）接触传播：为易感者的手直接或间接接触了SARS患者的分泌物、排泄物以及其他被污染的物品，经过口、鼻、眼黏膜侵入机体而实现传播。

3. 易感人群　人群普遍易感，但儿童感染率较低，原因尚不清楚。

四、发病机制

研究表明，SARS-CoV利用棘突蛋白（spike protein，S蛋白）与血管紧张素转化酶2（angiotensin converting enzyme-2，ACE2）结合，进而进入细胞复制引起感染，两者结合的效率与病毒感染能力和致病能力强弱相关。ACR2最初被认为只在心脏、肾和睾丸中表达，随后发现在肺、大脑和消化道中也广泛表达，在肺组织中主要分布于Ⅱ型肺泡细胞，也少量分布于Ⅰ型肺泡细胞、气道上皮细胞、成纤维细胞、内皮细胞和巨噬细胞。

SARS侵入肺组织后的病理过程大致可分为急性渗出性炎、脱屑性肺泡炎和增生修复期或纤维化3种时期。病变早期阶段，病毒进入气道内上皮细胞刺激呼吸道引起反射性咳嗽，但尚未引起肺泡的渗出性炎，仅仅表现为急性间质性炎，以少量、中等量淋巴细胞为主的肺泡间质炎症细胞浸润，临床表现为发热、干咳等症状。随着疾病的进展，病变进入急性渗出期，组织学表现为弥漫性肺泡损伤（diffuse alveolar damage，DAD）、区域性肺水肿和部分肺泡腔内透明膜形成，感染的肺泡上皮内可见到病毒包涵体，患者可有憋喘、咳嗽等症状，影像学检查可有多发小斑片影。脱屑变期为固有或增生的肺泡上皮及终末细支气管上皮及基底膜解离，脱落入肺泡腔内，部分上皮细胞坏死和凋亡，并与炎性渗出物混杂，导致肺泡腔完全被炎性渗出和坏死物填满，此时患者会出现明显的呼吸困难，甚至出现急性呼吸窘迫综合征（ARDS），引起一系列体内酸碱平衡和电解质失调，尤其对于有基础疾病的中老年患者，往往因呼吸、循环功能衰竭而死亡，影像学表现为"白肺"征象。如果经过积极治疗和患者自身抵抗力增强，病变会转变为增生修复期，表现为肺泡上皮和终末细支气管上皮增生、纤维化和肺泡腔肾小球样机化等；病变严重或恢复不良的患者出现DAD的增殖和纤维化，在透明膜和纤维蛋白渗出的基础上，肌纤维母细胞和成纤维细胞增生，胶原纤维沉积，肺泡内逐渐发生纤维化。

五、临床特点

1.流行病学史　近14天内与SARS患者有密切接触史；发病前14天内曾接触过来自有病例报告社区的发热或有呼吸道症状的患者；发病前14天内曾到过或居住于疫区。

2.潜伏期　SARS的潜伏期限于14天之内，多为2～10天。

3.临床症状　急性起病，自发病之日起，2～3周病情都可处于进展状态。①发热及相关症状：患者常以发热为首发和主要症状，可伴有畏寒、肌肉酸痛、头痛、乏力。②呼吸系统症状：可有咳嗽，多为干咳，少痰，少部分患者出现咽痛；严重者逐渐出现呼吸加速、气促，甚至呼吸窘迫；呼吸困难和低氧血症多见于发病后6～12天。③消化系统症状：部分患者出现腹泻、恶心、呕吐等症状。

4.实验室检查　外周血白细胞计数一般正常或降低；常有淋巴细胞计数减少，若淋巴细胞计数<0.9×10^9/L，对诊断有较大的提示意义。部分患者血小板减少。发病早期即可见CD4[+]、CD8[+]细胞计数降低，两者比值正常或降低。

六、诊断标准

1.临床诊断　SARS流行病学依据＋临床症状＋传染性非典型肺炎的影像学表现，并能排除其他疾病诊断者。

2.确诊病例　临床诊断＋以下任意一条：①分泌物SARS-CoV-RNA检测阳性；②血清SARS-CoV抗体阳性；③血清SARS-CoV抗体滴度4倍及4倍以上增高。

3.疑似病例　①缺乏明确的流行病学证据，但临床症状及影像学表现支持SARS的诊断；②有流行病学依据及临床症状，但尚无传染性非典型肺炎的影像学表现者，需动态影像学检查。

4.医学隔离观察病例　近14天内有与SARS患者或疑似SARS患者接触史，但无临床表现者，需进行医学隔离观察14天。

5.重症病例　①呼吸困难，呼吸频率>30次/分；②低氧血症，吸氧3～5L/min条件下，SaO_2<93%，或氧合指数<300mmHg；③影像学检查示肺部多叶病变或48小时内病灶进展>50%；④出现休克、ARDS或多器官功能障碍综合征（MODS）；⑤有严重基础疾病者，应视为潜在重症患者。

七、SARS在X线和CT上常见的基本影像学表现

见图4-31～图4-36。

1.磨玻璃密度影（ground-glass opacity）　病理上为肺泡腔内液体渗出、肺泡壁或肺泡间隔炎症或增厚。磨玻璃密度影在X线上常难以显示，在CT上表现为密度增高的模糊影，未遮盖血管影。磨玻璃影可见于几个时期：病毒发生的早期、实变吸收的后期及纤维化期。磨玻璃密度影内有网格状影（reticular pattern）称为"铺路石征"（crazy-paving appearance），网格状影的病理基础为小叶间隔或小叶内间隔增厚所致。在HRCT

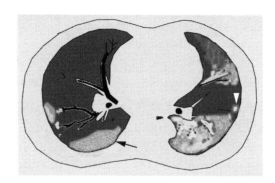

图4-31 SARS常见的CT征象

双肺多发的跨段分布的磨玻璃影及实变影;磨玻璃影+小叶间隔增厚形成的网格状影构成"铺路石征"(箭);
多发的结节;部分结节合并晕征(箭头)

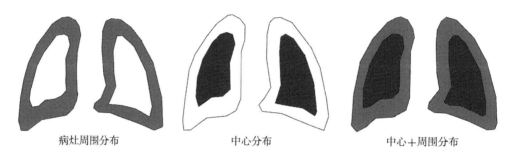

病灶周围分布　　　　　　　　中心分布　　　　　　　中心+周围分布

图4-32 SARS病灶的分布

将肺野从上到下平均分成三等份,肺野从外到内分成周围分布、中心区分布及周围合并中心区分布。病灶的
最初 DR 胸部 X 线片显示的阴影大小,是判断预后的有用指标

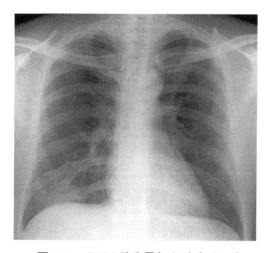

**图4-33 SARS肺炎最初入院表现。右下
肺野可见斑片状的密度增高影**

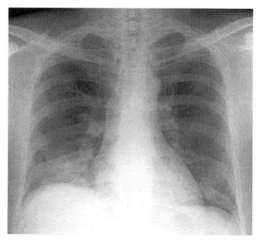

**图4-34 SARS肺炎入院后第3天。右下肺
野斑片状影增大,左下肺也出现少许的斑片状影**

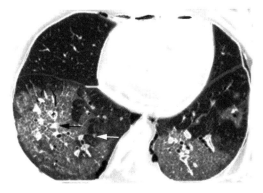 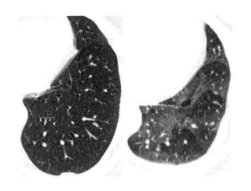

图4-35　患者发病第8天。胸部HRCT示双肺磨玻璃密度影、小叶间隔及小叶内间隔增厚，形成"铺路石征"，可见纵隔气肿及积气。磨玻璃区的血管影增粗（黑箭），邻近代偿性气肿区的肺血管相对细小（白箭）

图4-36　SARS后期。肺野的病灶已经吸收，但呼气末成像可见多处的透亮区及马赛克征，提示小气道纤维瘢痕狭窄导致的气体潴留

上，肺野周围小叶间隔增厚表现为短线延伸至胸膜，在肺野中央区表现为一个或多个次级肺小叶的多边拱形轮廓。小叶内间隔增厚在HRCT上表现为仅几毫米的不规则次级肺小叶内线状影分隔。

2.肺实变影（consolidation）　病理上为肺泡内的气体被病理性液体、细胞或组织取代所充盈，常合并肺间质病灶。在X线和CT上肺实变影像判定标准为病变的密度比血管高，其内不能见到血管影像，但可见到空气支气管征，在X线上肺实变的影像又可以高于肺门的密度或与纵隔的密度相似作为实变的依据。

3.空气潴留（air trapping）　呼气相CT常见，表现为局部边界清楚的透亮区，与周围高密度影镶嵌存在时可形成马赛克征，其病理基础可能为细支气管受累引起远端肺泡换气不足，致使空气潴留于肺泡内所致。SARS患者可长久存在。

4.蜂窝状影（honey combing）　是SARS后期肺结构破坏和纤维化的结果，胸膜下最常见，可为大蜂窝状（小叶间隔增厚）及小蜂窝状（小叶内间隔增厚），常伴有支气管牵拉、扩张。

5.肺实质带（parenchymal bands）　为线状影，厚为1～3mm，长可达5mm，常延伸至脏层胸膜面，连接处常有增厚和收缩，这反映了胸膜实质的纤维化，并常伴有肺结构的扭曲。

6.胸膜下肺组织不完全受累（subpleural sparing）　胸膜下区域薄带状正常肺组织。

7.空洞、淋巴结肿大及胸腔积液　少见。

八、临床分期及影像学表现

见图4-37。

1.发病早期　从临床症状出现到肺部出现异常影像一般为2～3天，X线及CT表现为肺内小片状磨玻璃影或实变影，也可两者同时存在，单灶性受累比多灶性或双侧受累更常见，发病部分以下叶多见，多分布于肺外周或胸膜下。X线胸片有时仅见病变处肺

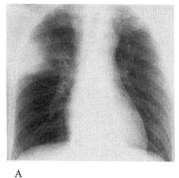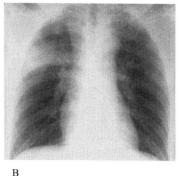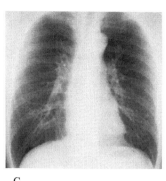

A   B   C

图4-37　SARS肺炎的吸收过程

A. 患者发病第3天，首次胸部X线示右肺上野外带片状密度增高影；B. 发病第13天，复查胸部X线示右上肺野病灶密度减低；C. 发病第26天，右上肺野病灶进一步吸收

纹理增多、增粗；X线对于较小、密度较低的病灶显示率较低，与心影或横膈重叠的病灶常难以显示。

2. 进展期　病变早期的影像改变多在3～7天进行性加重，多数患者在发病后2～3周进入最严重的阶段。进展期病变范围扩大，X线和CT显示病变由小片状影发展为大片状，可由一个肺叶发展为多个肺叶，由一侧肺发展为双肺。病变以磨玻璃影多见，或与实变影同时存在。有些患者X线胸片或CT显示双肺病变弥漫呈"白肺"表现，提示患者发生了ARDS，常提示预后不良。

3. 吸收期　病变吸收一般在发病2～3周后，X线和CT显示病变范围逐渐缩小，密度减低，以至消失。部分患者肺内炎症吸收后残留肺间质纤维化，表现为局部的条索状、蜂窝状影，可引起牵拉性支气管扩张，甚至肺体积缩小，肺间质纤维化的影像学表现是不可逆的。HRCT可出现支气管血管束增粗、小叶间隔和小叶内间质增厚、胸膜下弧线影等。

九、不同分型及影像特点

1. 普通型　范围小片状；分布：单发多见，可为多叶；密度：磨玻璃影或实变影，病变进展缓慢，病程较短，病变消散、吸收相对较快，较少有扩散趋势。

2. 重症　范围大片状、双肺受累、磨玻璃密度影或实变影伴间质性病变，病变范围扩大、进展迅速。

3. 死亡　广泛的磨玻璃密度影或实变影，呈"白肺"表现（图4-38），内含空气支气管征。

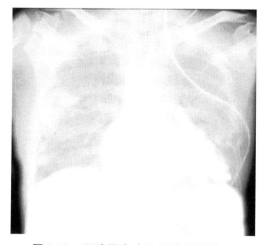

图4-38　双肺野密度弥漫性明显增高，提示为白肺

十、并发症

1.继发感染：肺部继发感染是重要的并发症，一般在发病2～3周后，可使病变的影像范围增大及病程延长，可引起空洞及胸腔积液。

2.肺间质纤维化：少数患者在肺内炎症吸收后残存肺间质纤维化，表现为局部不规则的肺实质带、条索影及蜂窝状影；肺间质纤维化的影像学表现是不可逆的。

3.纵隔气肿、皮下气肿和气胸。

4.骨质疏松和股骨头缺血坏死：主要发生于长期大剂量使用糖皮质激素的患者。

十一、总结

见图4-39。

1.影像变化快，1～3天复查X线或CT胸部病变即可有变化。

2. SARS的肺内改变不完全与临床症状相符，有分离现象，临床症状的好转往往先于肺部病变的吸收。

3.肺内病变有此消彼长的特点，某一部分病灶吸收后，其他部分又出现新的病灶。

4.肺内病变可有反复过程，部分病例的病变影像明显吸收后，短期内可再次出现或加重。

有些患者肺内病变吸收时间较长，可比一般患者增加1倍，甚至持续更长时间。

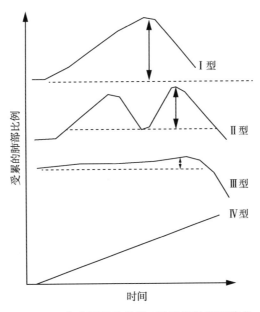

图4-39　非典型性肺炎的4种影像学进展模式

Ⅰ型：影像学进展到峰值后开始吸收，肺受累的最大差异＞25%，为最常见的模式。Ⅱ型：影像学改变为波动型，至少有两个进展波峰和一个中间波谷，肺受累的最大差异＞25%。Ⅲ型：影像学改变为平稳型，无明显的影像学变化或肺受累的最大差异＜25%。Ⅳ型：影像学改变呈渐进性恶化

（张　静　许乙凯）

第十节　中东呼吸综合征

中东呼吸综合征（Middle East respiratory syndrome，MERS）2012年9月在沙特阿拉伯首次发现，是由一种新型冠状病毒引起的呼吸道疾病。2013年5月23日，WHO将该冠状病毒命名为中东呼吸综合征冠状病毒（MERS corona virus，MERS-CoV）。2012年至2019年10月31日，按照国际卫生条例（2005）规定，全球共向世界卫生组织报告了2482例实验室确诊病例，死亡852例，粗病死率为34.3%。

一、病原学特点

MERS-CoV与其他冠状病毒类似，形态结构为圆形或卵圆形，病毒颗粒直径60～200nm。病毒的衣壳外面包含有糖蛋白组成的刺突样结构，其覆盖表面而使得整个病毒粒子在电镜下如皇冠样。

MERS-CoV主要利用其表面S蛋白和细胞的相互作用进入靶细胞，其受体蛋白为二肽基肽酶-4（DPP4，亦称为CD26）。MERS-CoV通过其S蛋白上的RBD与细胞表面受体DPP4相互作用，介导病毒吸附于细胞，随之与细胞膜融合并进入细胞内，启动病毒感染。DPP4在哺乳动物中高度保守，主要在肺、肾、肝、小肠、胰腺等上皮细胞表面及被激活的淋巴细胞表面表达。所以，MERS-CoV病毒一旦与受体结合启动感染，首先病变的部位为肺、肝、肾等器官。

二、流行病学特点

1.传染源　该病毒确切的传染源尚不完全清楚，目前认为，MERS-CoV同SARS-CoV一样，属于动物冠状病毒跨越种间屏障传播给人类，尽管确切的传播途径还不清楚，但蝙蝠被认为可能是MERS-CoV的宿主，单峰骆驼是MERS-CoV的中间宿主。

2.传播途径　经呼吸道飞沫和密切接触传播是主要的传播途径。MERS的持续流行可能与下列因素有关：至少有一种动物宿主与居住区内的居民频繁接触，从而引起反复的动物-人之间的传播，进而经过非持续性的人-人传播扩大，引起多个大规模的医疗相关的暴发和有限的家庭聚集传播。

3.易感人群　人群普遍易感。但是大多数MERS患者为患有慢性病的人群。已有临床资料表明：老年患者、男性患者以及同时患有其他潜在疾病的患者更易死于MERS。

三、病理

对MERS-CoV感染引起的病理生理变化的了解仅依赖于有限数量的尸检和活检病例。少量研究表明，MERS-CoV感染的病理特征包括渗出性弥漫性肺泡损伤伴透明膜、肺水肿、Ⅱ型肺泡细胞增生、间质性肺炎（以淋巴细胞为主）和多核合胞细胞。还观察到支气管黏膜下腺体坏死。这些支气管病变构成了呼吸衰竭和MERS-CoV感染影像学异常的病理基础，所有这些细胞都表达一种多功能的细胞表面蛋白DPP4，构成MERS-CoV的主要表面受体。超微结构上，在肺泡细胞、肺巨噬细胞、浸润骨骼肌的巨噬细胞和肾近端小管上皮细胞中发现病毒颗粒。与肾脏的超微结构结果一致，肾活检显示急性肾小管间质性肾炎和急性肾小管硬化伴蛋白铸型形成。

四、临床特点

1.临床表现　中东呼吸综合征（MERS）的潜伏期为2～14天。急性起病，自发病之日起，2～3周病情都可处于进展状态，早期主要表现为发热，体温超过38℃，可呈持续性高热，可伴有畏寒、乏力、头痛、肌痛等。早期使用解热药物可有效，进入进展期，通常难以用解热药控制高热，使用糖皮质激素可对热型造成干扰。患者可出现咳嗽、胸痛、呼吸困难、低氧血症，部分病例还可出现呕吐、腹痛、腹泻等症状。重症病例多在1周内进展为重症肺炎，可发生急性呼吸窘迫综合征、急性肾衰竭，甚至多脏器功能衰竭。MERS出现急性肾衰竭较多。查体：肺部体征可不明显，部分可闻少许湿啰音，或肺实变体征。偶有局部叩浊、呼吸音减低等少量胸腔积液的体征。年龄＞65岁、肥胖、患有其他疾病（如肺部疾病、心脏病、肾病、糖尿病、免疫功能缺陷等）者为重症高危因素。部分病例可无临床症状或仅表现为轻微的呼吸道症状，无发热、腹泻和肺炎。

2.实验室检查

（1）血常规：多数患者白细胞计数在正常范围，部分患者白细胞计数减低。多数患者淋巴细胞计数绝对值减少，呈逐渐减低趋势，并有细胞形态学变化。

（2）血生化检查：部分患者肌酸激酶、天冬氨酸氨基转移酶、丙氨酸氨基转移酶、乳酸脱氢酶、肌酐等升高。

（3）尿、粪常规：可正常，或伴有感染的表现。

（4）血气分析：病毒感染初期氧分压轻度下降，随着病毒性肺炎的进展可出现低氧血症、呼吸衰竭，如患者原先伴有通气功能障碍，可出现Ⅱ型呼吸衰竭。

五、影像学表现

见图4-40～图4-43。

1.影像学检查程序

（1）初次检查：对于临床怀疑为MERS的患者首先选用X线片检查；若X线片未见异常，则应及时复查；如有条件可采用CT检查。

（2）治疗复查：在MERS治疗中，需要复查胸部X线片以了解疾病的病情变化和治疗效果。一般1～2天复查胸部X线片1次，或根据患者的病情发展及治疗情况缩短或延长复查时间。如果胸部X线片怀疑合并空洞或肺纤维化，有条件者可进行CT检查。

（3）出院检查：出院时需要拍摄胸部X线片。出院后应定期复查，直至炎性影像完全消失。

2.胸部X线片　83%的患者胸部X线片可见肺实质异常。主要表现为磨玻璃影、实变或者两者同时出现。早期主要位于肺野外带或者肺下叶外带，单侧多见。随着疾病进展，逐渐向肺野中内带发展，并累及双肺。少见征象有支气管周围线状影（提示支气管壁增厚）和多发空洞。

治疗期间的系列胸部X线片可用于评估疾病进展程度。有研究基于影像学表现，将疾病进展分为4种类型。Ⅰ型：疾病进展定义为最初的影像学恶化，然后改善。Ⅱ型：

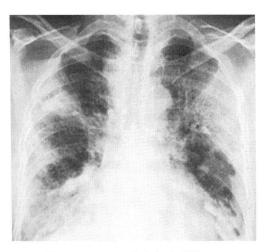

图4-40　MERS患者起病后第6天
双肺多发斑片致密影，多位于双肺野外带

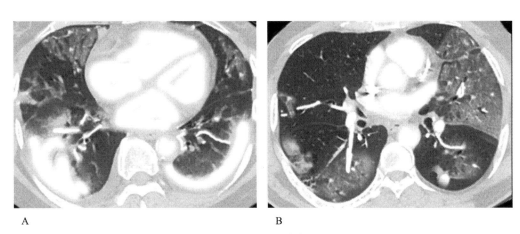

A　　　　　　　　　　　　　　　　B

图4-41　MERS患者CT

A、B分别显示双肺底胸膜下实变及少许的胸膜反应和胸腔积液；双肺上叶可见多处跨肺段分布的磨玻璃影及小叶间隔增厚，形成"铺路石征"

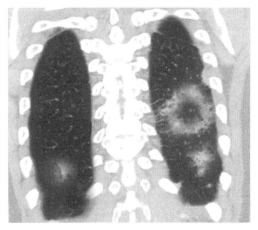

图4-42　MERS肺炎。可见双肺多发结节状的磨玻璃影，其中左上肺可见"反晕征"，即中央为磨玻璃影，周围环绕实变

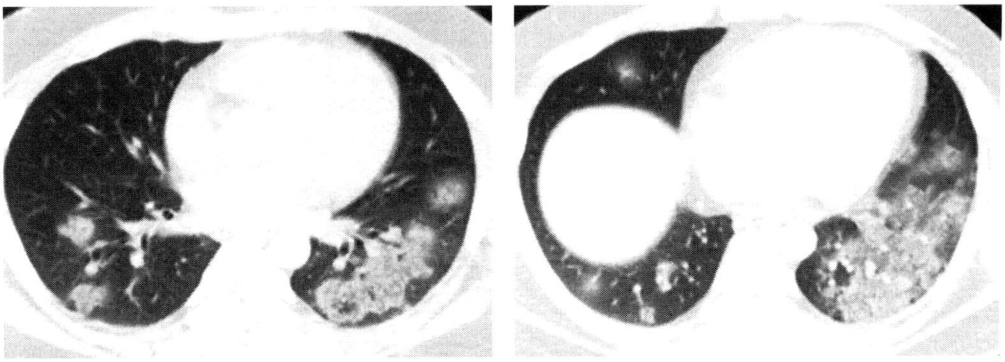

图4-43　MERS。可见双肺多发的磨玻璃结节及左下肺片状磨玻璃影

疾病进展定义为影像学改变稳定，无明显影像学峰值或总平均肺部受累率低于25%。Ⅲ型：疾病进展定义为影像学的波动性改变，至少有两个影像学峰值，中间被轻度缓解期隔开；缓解定义为平均肺实质受累程度，与峰值水平相差超过25%。Ⅳ型：疾病进展定义为进行性影像学恶化。

3. CT表现　第1周，病变以小片状或结节状的磨玻璃影、实变或两者合并为主，主要位于肺野外带或者肺下叶外带。实变病灶中可见支气管征象，但是所见支气管常纤细，远端分支不显示。第2～3周可以出现多种征象，如"铺路石征"，有时还出现多发结节内小空洞，"反晕征""树芽征"、小叶中央结节、小叶间隔增厚、闭塞性细支气管炎或间质性肺炎等。虽然，MERS感染所致的病毒性肺炎没有太多的特异性影像学表现，但胸腔积液和多发空洞是其他病毒性肺炎少有出现的。

据研究报道，预后不良的因素包括气胸、胸腔积液以及影像表现为Ⅳ型（影像进展迅速）。

（陈　翌　许乙凯）

第十一节　新型冠状病毒肺炎

新冠肺炎是以肺部炎性病变为主的乙类传染性疾病，可引起心脏、肾、肠道、肝和神经系统的损害和相应症状。

一、病原学特点

新型冠状病毒肺炎即COVID-19，病原体为新型β型冠状病毒，有包膜，颗粒呈圆形或椭圆形，常为多形性，直径60～140nm。其基因特征与SARS-CoV和MERS-CoV有明显区别。2020年2月11日，国际病毒分类委员会（ICTV）确定，新型冠状病毒的正式病毒分类为严重急性呼吸综合征冠状病毒2（SARS-CoV-2）。该病毒对紫外线和热敏感，56℃ 30分钟、乙醚、75%乙醇、含氯消毒剂、过氧乙酸、氯仿等脂溶剂均可有效灭活病毒，氯己定不能有效灭活病毒。

二、流行病学特点

1.传染源　传染源主要是新型冠状病毒感染的患者和无症状感染者，在潜伏期即有传染性，发病后5天内传染性较强。

2.传播途径　经呼吸道飞沫和密切接触传播是主要的传播途径。接触病毒污染的物品也可造成感染。在相对封闭的环境中长时间暴露于高浓度气溶胶情况下存在经气溶胶传播的可能。由于在粪便及尿中可分离到新型冠状病毒，应注意粪便及尿对环境污染造成气溶胶或接触传播。

3.易感人群　人群普遍易感。感染后或接种新型冠状病毒疫苗后可获得一定的免疫力，但持续时间尚不明确。

三、病理改变

根据目前有限的尸检和穿刺组织病理观察结果总结肺脏病理改变如下。

1.大体观　肺脏呈不同程度的实变。

2.光镜　①充血、水肿、渗出：肺泡腔内见浆液、纤维蛋白性渗出物及透明膜形成；渗出细胞主要为单核细胞和巨噬细胞，易见多核巨细胞。肺泡隔血管充血和水肿，可见单核和淋巴细胞浸润及血管内透明血栓形成。②出血和坏死：肺组织灶性出血和坏死，可出现出血性梗死。③增生：Ⅱ型肺泡上皮细胞显著增生，部分细胞脱落。Ⅱ型肺泡上皮细胞和巨噬细胞内可见包涵体。部分肺泡腔渗出物机化和肺间质纤维化。肺内支气管黏膜部分上皮脱落，腔内可见黏液及黏液栓形成。少数肺泡过度充气、肺泡隔断裂或囊腔形成（图4-44）。

3.电镜　支气管黏膜上皮和Ⅱ型肺泡上皮细胞胞质内可见冠状病毒颗粒。

4.免疫组化　免疫组化染色显示部分肺泡上皮和巨噬细胞呈新型冠状病毒抗原阳性。

5.聚合酶链式反应（PCR）检测　RT-PCR检测新型冠状病毒核酸阳性。

6.病理生理机制　SARS-CoV-2通过与全身毛细血管上的ACE2结合，进入组织器官，并标记血管内皮细胞，进而使血管内皮细胞受到免疫攻击。血中的SARS-CoV-2通过肺毛细血管上的ACE2二次感染肺，加重肺感染。病毒载量、免疫反应和炎症高峰相遇时，易发生炎症风暴。炎症风暴导致危及生命的肺水肿。合并基础疾病的患者，因基

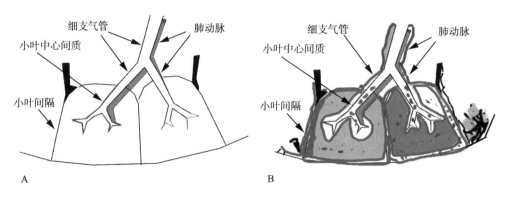

图4-44　COVID-19对肺小叶的破坏

A.正常肺小叶结构；B.肺泡大量渗出及肺泡壁增厚及支气管血管周围束的浸润

础疾病减少了器官的功能储备，使患者难以承受因SARS-CoV-2感染引起的器官水肿和功能障碍，容易导致多器官功能衰竭。

SARS-CoV-2感染还可引起脾、骨髓、心脏、肝脏、胆囊、肾脏、肾上腺及脑组织等多个脏器的损害。

四、临床特点

1.临床表现　基于目前的流行病学调查，新型冠状病毒感染的潜伏期为1～14天，多为3～7天。

以发热、干咳、乏力为主要表现，少数患者伴有鼻塞、流涕、咽痛、肌痛和腹泻等症状。重症患者多在发病1周后出现呼吸困难和（或）低氧血症，严重者快速进展为急性呼吸窘迫综合征、脓毒症休克、难以纠正的代谢性酸中毒和出凝血功能障碍及多器官功能衰竭等。

多数患者预后良好，少数患者病情危重。老年人和患有慢性基础疾病者预后较差。患有新型冠状病毒肺炎的孕产妇临床过程与同龄患者相近。儿童病例症状相对较轻。部分儿童及新生儿病例症状可不典型，表现为呕吐、腹泻等消化道症状，或仅表现为精神差、呼吸急促。

2.实验室检查　发病早期外周血白细胞总数正常或减低，淋巴细胞计数减少，部分患者可出现肝酶、LDH、肌酶和肌红蛋白增高；部分危重者可见肌钙蛋白增高。多数患者C反应蛋白和红细胞沉降率升高，降钙素原正常。严重者D-二聚体升高、外周血淋巴细胞进行性减少。

在鼻咽拭子、痰、下呼吸道分泌物、血液、粪便等标本中可检测出新型冠状病毒核酸。

新型冠状病毒特异性IgM抗体、IgG抗体阳性，发病1周内阳性率均较低。一般不单独以血清学检测作为诊断依据，需结合流行病学史、临床表现和基础疾病等情况进行综合判断。

五、诊断标准

见表4-1。

表4-1　新冠肺炎诊断标准

流行病学史	临床表现	疑似病例	确诊病例
1.发病前14天内有病例报告社区的旅行史或居住史 2.发病前14天内与新型冠状病毒感染者或无症状感染者有接触史 3.发病前14天内曾接触过来自有病例报告社区的发热或有呼吸道症状的患者 4.聚集性发病［2周内在小范围如家庭、办公室、学校班级等场所，出现2例及2例以上发热和（或）呼吸道症状的病例］	1.发热和（或）呼吸道症状等新冠肺炎相关临床表现 2.具有新型冠状病毒肺炎影像学特征 3.发病早期白细胞总数正常或降低，或淋巴细胞计数正常或减少	1.流行病学史＋临床表现任意两项 2.无流行病学史＋临床表现3项 3.无流行病学史＋临床表现2项＋新型冠状病毒特异性IgM抗体阳性	疑似病例＋以下任一项： 1.实时荧光RT-PCR检测新型冠状病毒核酸阳性 2.病毒基因测序，与已知的新型冠状病毒高度同源 3.新型冠状病毒特异性IgM抗体和IgG抗体阳性 4.新型冠状病毒特异性IgG抗体由阴性转为阳性或恢复期较急性期有4倍及以上升高

六、影像学表现

根据病变受累的范围和表现，将新冠肺炎的影像学表现分为4期：早期、进展期、重症期和转归期。

1.早期

（1）DR胸部摄片：病变初期胸部摄片检查多无异常发现。

（2）胸部CT表现

①病灶数目，多发病灶为主，少数为单发。

②病灶分布，肺背侧和外周分布为主，叶段分布或不按叶段分布（图4-45～图4-48），部分沿气管支气管束分布，可多叶分布，下叶多见。

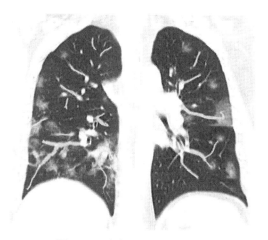

图4-45　胸部CT肺窗冠状位

显示双侧肺野多发散在分布的的小圆形或扇形的小斑片磨玻璃影，肺底部较明显，部分磨玻璃影可见血管增粗，上述病灶特点提示为飞沫传播的特点

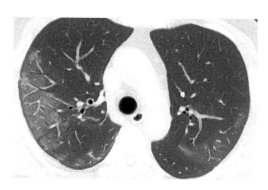

图4-46　COVID-19

跨肺叶或双侧多肺段分布，胸膜下多见的磨玻璃影，长轴多与胸膜平行，可见支气管充气征及胸膜下少许的透亮带

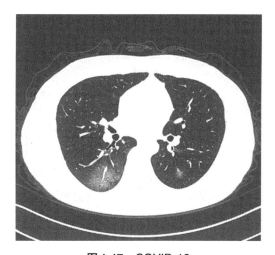

图4-47　COVID-19

起病第3天，双下肺可见多发的磨玻璃影，磨玻璃区血管相对扩张

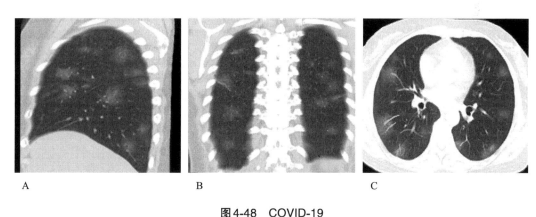

A　　　　　　　　　　B　　　　　　　　　　C

图4-48　COVID-19

分别显示双肺散在分布的多发小片状磨玻璃影，胸膜下区多见，符合飞沫吸收分布特征

③病灶形态：不规则斑片状影；楔形或扇形；长轴多平行于胸膜；可多种形态并存。

④病灶边界：多数边缘不清，部分边缘清晰。

⑤病灶密度：主要有4种密度，即纯磨玻璃（GGO）、GGO伴网状小叶间隔增厚、GGO伴实变、实变。这四种密度常混合存在。纯GGO通常是早期表现。GGO伴实变或实变病灶多见于进展期和重症期。有研究显示，早期CT征象随时间变化存在一定的演变趋势：GGO表现随病程进展逐渐减少，实变随病程进展先增多后逐渐减少，GGO合并实变为先减少后增加，三者在病程的第7天均出现转折点（图4-49，图4-50）。

⑥伴随征象：晕征或反晕征（进展期和转归期多见）；小叶间隔增厚；"铺路石征"（图4-51，图4-52）；病变内支气管壁轻度增厚、血管增粗（常伴有GGO，多见于早期或进展期）。

⑦少见征象：胸膜增厚、胸腔积液、淋巴结肿大。

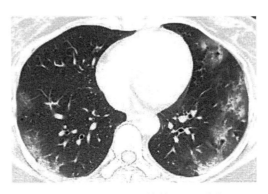

图4-49 COVID-19的第2周吸收期

可见双肺下叶胸膜下病灶开始吸收及部分纤维化。表现为磨玻璃影＋小叶间隔增厚（细网格影）

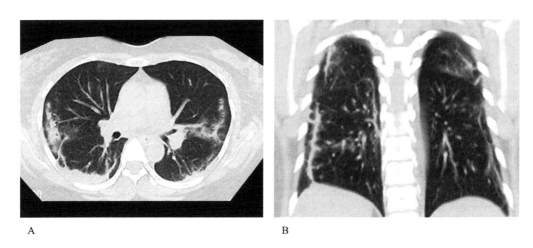

A   B

图4-50 COVID-19

可见双肺胸膜下磨玻璃病灶吸收变小，病灶可见条索状影及胸膜下 U 形纤维线，跨肺段分布

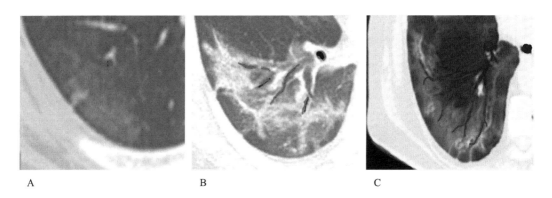

A   B   C

图4-51 典型的COVID-19

A. 早期磨玻璃影，胸膜下可见粘连，磨玻璃长轴与胸膜平行。B、C. 分布是吸收期的新冠肺炎病灶，可见磨玻璃影内血管增粗，支气管充气征、少许实变和纤维条索密度增高区、胸膜下多处粘连及相对透亮区，未见胸腔积液

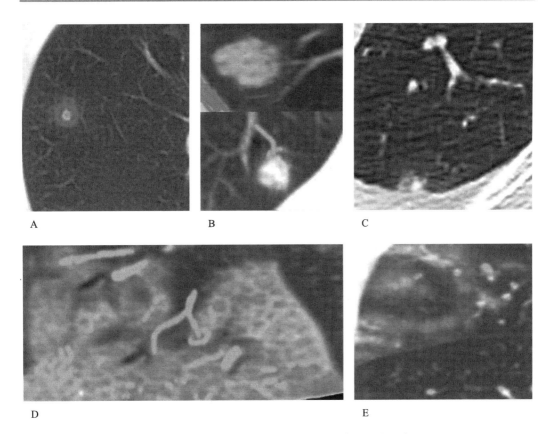

图4-52　胸部CT显示各种COVID-19的常见和少见表现

A. 实变 Halo 征；B. 为两个孤立实变结节，与血管相连；C. 胸膜下 GGO 结节合并实变；D. 为典型的新冠肺炎，表现为胸膜下分布的磨玻璃影，跨肺段分布，可见血管增粗及小叶间隔增厚呈"铺路石征"，未见胸腔积液；E. 为新冠肺炎病灶少见表现：反向 Halo 征

2.进展期

（1）DR胸部摄片：两肺中外带的局限性斑片状或多发节段性片状阴影。

（2）胸部CT表现

①数目增多：多发病灶，新病灶CT表现与上述早期病灶相似。病灶亦可此消彼长。

②范围扩大：病变范围扩大，可由胸膜下向肺门区域延伸，由非对称分布可演变为反蝶翼状改变。

③形态改变：病灶可融合实变或部分吸收，融合后病变范围和形态发生变化，可不按叶段形态。

④密度改变：病灶内出现大小、程度不等的实变。实变内可见支气管充气征、支气管扩张，可见亚段性肺不张，少许纤维化。

3.重症期

（1）DR胸部摄片：患者双肺多发实变影，部分融合成大片状实变，可有少量胸腔积液。病变进展为危重型，可表现为两肺弥漫性实变阴影，呈"白肺"表现，可以伴有少量胸腔积液。

（2）胸部CT表现

①进展速度。可在短期内迅速进展，有研究显示24～48小时病灶明显进展＞50%以上。

②累及范围：弥漫分布，累及肺中心及外周，双肺2/3以上肺野被病变累及时，呈"白肺"表现（图4-53）。

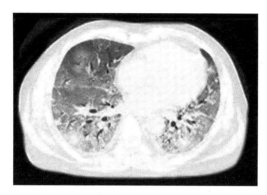

图4-53　胸部CT轴位，肺窗

两肺多发大片状磨玻璃密度影，小叶间隔及小叶内间质增厚呈"铺路石征"及"白肺"表现，其内可见支气管充气征

③病灶密度。常见多发斑片状混合密度灶；可见双肺弥漫性实变，密度不均，其内可见支气管充气征、支气管扩张，邻近的非实变区可呈斑片状磨玻璃影表现，膈面升高。

④伴随征象：叶间胸膜和双侧胸膜常见增厚；可见少量胸腔积液，呈游离积液或局部包裹表现。

⑤其他：合并其他类型感染者病变形态更为多样，可混杂继发病变的影像学表现。

4.转归期（图4-54，图4-55）

（1）DR胸部摄片：原病灶变小、变少、变淡，或演变为纤维索条样影。

（2）胸部CT表现

①病变演变：病灶数目减少，病变范围缩小。亦可在主要病变吸收的同时，其他区域新发散在小病灶。

②病变密度：磨玻璃影可完全吸收，实变区密度逐渐减低，或为索条影。

③伴随征象：胸腔积液吸收，胸膜增厚程度减轻或恢复正常。

COVID-19表现归纳如下：

典型的COVID-19表现为：①多灶性的磨玻璃影；②多分布于肺周围带和基底部；③病灶轮廓模糊；④血管增粗；⑤圆形多见；⑥铺路石征；⑦磨玻璃与实变并存；⑧晕征或反向晕征；⑨蜘蛛网征。

不典型的COVID-19表现为：①病灶呈中央型分布或沿着支气管血管周围分布；②肺尖区病灶多；③淋巴结肿大。

非常不典型的COVID-19表现为：①病灶出现空洞和钙化；②树芽征和细支气管炎；③结节状特征；④肿块；⑤胸膜增厚。

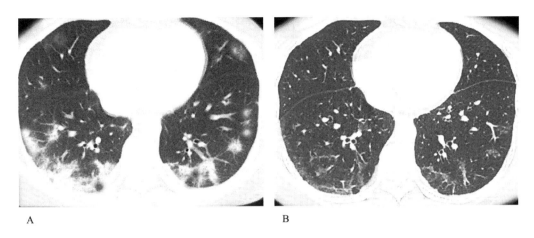

图4-54　COVID-19治疗后吸收好转

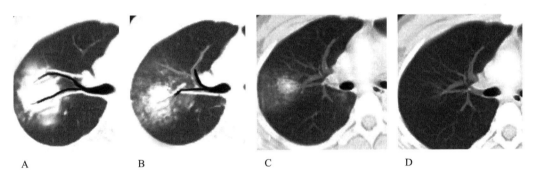

图4-55　COVID入院第1天、第12天、第21天及第30天后复查。肺部病灶逐渐吸收

七、CT表现的定量研究

《新型冠状病毒肺炎诊疗方案（试行第八版）》指出，肺部影像学显示24～48小时病灶明显进展＞50%者按重型管理。出院标准中提到肺部影像学显示急性渗出性病变明显吸收。这些标准都提出了对肺部病变进行定量比较的要求。国内外已有多个这方面的研究。归纳起来主要有两种方法：肺部损伤评分和人工智能。

1.肺部损伤评分　对每个肺叶进行等级评分：0分，无病变累及；1分，0～25%病变累及；2分，25%～50%病变累及；3分，50%～75%病变累及；4分，75%～100%病变累及。5个肺叶的评分总和作为每例患者的胸部 HRCT 病变评分（0～20分）。这是一种半定量方法，缺点是主观的视觉评分仍可能存在潜在的偏差。

2.人工智能　人工智能（artificial intelligence，AI）是一门新兴的技术科学，是利用计算机科学对图像进行处理，获取图像的定量信息。目前已有多个软件用于新冠肺炎的诊断及图像分析，其各自的诊断效能还有待研究和总结。

八、儿童新冠肺炎的特点

儿童COVID-19感染有明显的流行病学史，多数呈家族聚集性发病。以发热、咳嗽为主要症状，其他症状较少且不典型，具有一定隐匿性，症状较成人轻。实验室检查提示儿童容易合并其他病原体感染，因此，在临床诊断和CT影像学诊断上有时难以鉴别，故而结合其流行病学史应提高警惕，减少漏诊。儿童COVID-19的胸部CT表现呈多样性，以磨玻璃影、实变为主，病灶多位于胸膜下，范围普遍较成人小。当合并支原体和嗜肺军团菌感染等病原体感染，可呈类支气管肺炎表现。

九、COVID-19引起的中枢神经系统损害

1.中枢神经系统损害机制　①缺氧引起的脑损伤（hypoxic brain injury）：COVID-19重症肺炎，会导致机体的缺氧，导致脑组织的损伤（脑组织神经元肿胀和脑组织水肿）。②免疫介导的损伤（immune mediated injury）：由于细胞因子风暴，导致大量炎症细胞因子释放及T淋巴细胞、巨噬细胞及内皮细胞的激活，大量白介素6释放导致脑血管通透性增多，凝血机制异常及血管内血栓形成、终末期器官损害。

2. COVID-19引起的脑组织损伤　①脑病（encephalopathy）；②急性出血性脑坏死脑病（acute hemorrhagic necrotizing encephalopathy）；③急性脊髓炎（acute myelitis）；④脑血管意外［（cerebrovascular accident），如脑出血及脑缺血卒中］；⑤脑实质炎症（encephalitis）。

3. COVID-19脑部损伤MRI表现为　①FLAIR显示脑干、半卵圆中心可见白质高信号；脑回肿胀；亚急性脑实质内或邻近脑回的蛛网膜下腔少许出血（SWI局部的信号降低或T_1WI少许的高信号）。②DWI局灶性脑组织或脑皮质信号增高。③柔脑膜的强化或脑回的线状强化。④急性坏死性脑病（Acute necrotizing encephalopathy）是流感及COVID-19病毒感染的并发症，主要导致BBB破坏及脱髓鞘改变，表现为对称性的丘脑内侧病灶或双侧颞叶内侧区信号增高，SWI多显示信号异常区内局部少许的出血性改变。⑤急性脊髓炎表现为双下肢无力及脊髓病灶。⑥脑缺血卒中及脑实质出血。⑦合并骨骼肌（如翼内肌和翼外肌等）损伤。⑧吉兰-巴雷综合征［Guillain barre syndrome（GBS）］，是常见的脊神经及周围神经的脱髓鞘疾病，又称对称性多神经根炎，多数起病前1周有巨细胞病毒或EB病毒或支原体感染，也可见于新冠肺炎感染，蛋白升高，但细胞数不高，呈蛋白-细胞分离，表现为马尾神经柔脑膜强化及神经根强化。

十、CT报告要求

CT报告的基本内容包括：注明主诉的时间（天数）；描述CT主要征象；结论：CO-RADS分级（描述COVID-19的可疑水平，参考Dutch version of CO-RADS 2020年）。

一般认为，CO-RADS 1指几乎没有COVID-19的可能（肺部正常或没有肺部感染征象）；CO-RADS 2指COVID-19的可能性低（肺部异常征象符合非COVID-19以外的感染）；CO-RADS 3指COVID-19不能确定，代表不清楚是否有COVID-19；CO-RADS 4指COVID-19的可能性高，肺部有可疑COVID-19的表现；CO-RADS 5指COVID-19的可能性很高，肺部有典型的COVID影像表现；CO-RADS 6指COVID-19核酸检查（PCR）阳性的任何患者。

（陈　翌　许乙凯　乔文俊）

第5章
病毒性肺炎的影像鉴别诊断

第一节 与细菌性肺炎的鉴别诊断

细菌性肺炎（bacterial pneumonia）是最常见的肺炎。主要致病菌包括肺炎链球菌、金黄色葡萄球菌、甲型溶血性链球菌、肺炎克雷伯菌、流感嗜血杆菌、铜绿假单胞菌等。根据流行病学可分为社区获得性肺炎和医院获得性肺炎。

细菌性肺炎的临床症状变化较大，可轻可重，决定于病原体和宿主的状态。常见症状为发热、咳嗽、咳痰，或原有呼吸道症状加重，并出现脓性痰或血痰，伴或不伴胸痛。老年人的肺炎临床表现及体征可能更轻微甚至没有表现。

通常细菌性肺炎是吸入致病性微生物引起，也可以为身体其他部位感染性病变的病原菌通过血液播散至肺内。在组织学和影像学主要表现为大叶性肺炎（lobar pneumonia）、小叶性肺炎（lobular pneumonia）、肺脓肿（pulmonary abscess）和间质性肺炎（interstitial pneumonia）。

一、大叶性肺炎

大叶性肺炎以秋冬季多见，常见于青壮年，多有受凉、淋雨、疲劳等诱发因素。致病菌主要为肺炎链球菌，也可见于肺炎克雷伯菌、军团菌、铜绿假单胞菌。病变起始于肺泡，其内充满水肿渗出液和中性粒细胞，经肺泡间孔（cohn）蔓延至邻近肺泡，直至整个肺叶或肺段，通常不累及细支气管，病变主要或只累及一个肺叶。临床表现为突然发病、畏寒高热，体温可在数小时内升至39～40℃，伴胸痛、咳嗽、咳痰。实验室检查：外周血白细胞和中性粒细胞计数明显升高，C反应蛋白增高，严重感染者白细胞可减少。痰涂片和痰培养检测病原菌是确诊标准。影像学表现如下。

1.胸部X线片典型表现为均匀的肺实变，累及邻近的肺段甚至整个肺叶（图5-1）。胸部CT特点是受累的相邻肺段出现均匀的肺泡实变。实变最初出现在脏层胸膜下的周围肺组织，常紧邻叶间裂。实变周围可见磨玻璃影，提示不完全肺泡充填。实变影跨越肺段的边界后最终累及整个肺叶，可见清晰的叶间裂分隔。在实变影中可见保持通畅的充气支气管影（图5-2）。消散期病灶密度变淡，呈散在不规则斑片状影。

2.对有典型胸部X线片和临床表现的患者，CT的价值在于评价空洞、脓胸和淋巴结肿大等并发症。

3.与肺炎链球菌肺炎相比，肺炎克雷伯菌肺炎更易引起大量的炎性渗出致肺叶实变并使叶间裂膨出，也更易引起脓肿、空洞和胸腔积液（图5-3）。

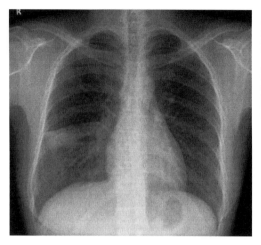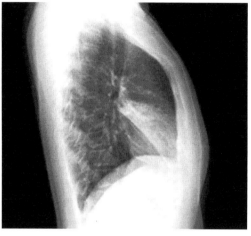

图5-1 大叶性肺炎的胸部X线正、侧位片

男，35岁，高热2天，39.3℃。胸部X线正位片及侧位片示右肺中叶大片状密度增高影，病变累及整个右肺中叶，密度均匀，以斜裂和水平裂为界

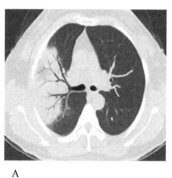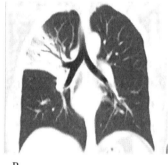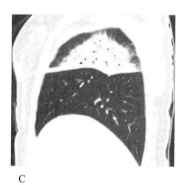

A   B   C

图5-2 大叶性肺炎胸部CT

男，41岁，畏寒高热，咳嗽、咳痰。胸部CT平扫，轴位示右肺上叶后段大片状均匀密度增高影，其内可见充气支气管影，管腔通畅无狭窄或扩张。冠状位及矢状位重建图像显示病变累及右肺上叶后段及尖段，病变与正常肺组织间可见斜裂及水平裂间隔

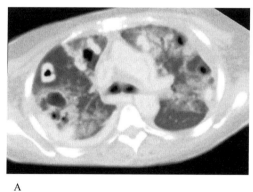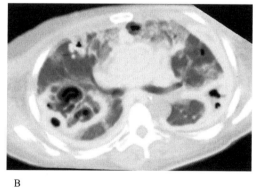

A   B

图5-3 肺炎克雷伯菌肺炎

男，56岁，高热伴咳嗽2周。胸部CT平扫示双肺散在多发大片状实变影，跨多个肺段及肺叶，内可见充气支气管影，病变部位可见多发空洞，右侧可见少量胸腔积液

4.免疫障碍的军团菌肺炎患者常见空洞、脓肿和肺门淋巴结肿大。

5.铜绿假单胞菌肺炎除实变影外，还常表现为小叶中心性结节和"树芽征"。

二、支气管肺炎

支气管肺炎又称为小叶性肺炎，常见于婴幼儿和年老体弱者。致病菌主要为肺炎链球菌、金黄色葡萄球菌和流感嗜血杆菌，常可为麻疹、百日咳、流感的并发症。病变以小叶支气管为中心，在支气管和肺泡内产生相对少量的液体和渗出大量多核白细胞，炎症反应通过气道壁迅速扩散进入邻近肺小叶，这些炎性渗出物典型者会导致片状实变，呈散在的小叶性、亚段或肺段性分布，常累及数个小叶。临床表现为畏寒发热、胸痛、咳嗽、咳痰、呼吸困难等。实验室检查：外周血白细胞和中性粒细胞计数明显升高，C反应蛋白增高。痰涂片和痰培养检测病原菌是确诊标准。影像学表现如下。

1.胸部X线片典型表现主要包括边界不清的小结节影、片状或融合的实变影，常累及一个或多个肺叶的多个肺段。由于炎性渗出物填充气道，伴有肺段性肺不张实变，充气支气管征少见。CT上病变多分布于两肺中内带，可见沿支气管血管束分布的小叶中心性结节影和"树芽征"，以及小叶、亚段或段性斑片影，常累及2个或2个以上小叶（图5-4）。

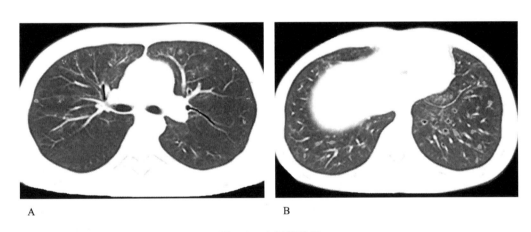

A B

图5-4 支气管肺炎

男，22岁，发热伴咳嗽4天。胸部CT平扫示双肺散在多发沿支气管血管束分布的小斑片影及"树芽征"

2.病灶可融合成团片状，由于支气管内液性渗出填充，充气支气管征少见，常伴有局限性肺气肿、肺不张，受累肺段或肺叶体积缩小。

3.血行播散的金黄色葡萄球菌肺炎主要表现为肺内弥漫性结节或肿块，且易发生肺脓肿、肺气囊和脓胸、脓气胸（图5-5）。

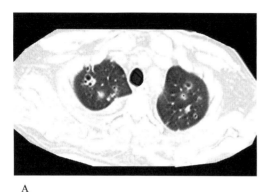
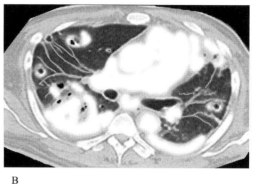

A   B

图 5-5 血行播散的金黄色葡萄球菌肺炎

发热 1 个月。胸部 CT 平扫可见双肺散在斑片状实变影，内部可见小肺气囊，另可见双肺散在多发小脓肿及多发条索影，双侧胸腔可见积液

三、肺脓肿

肺内炎症性肿块，中央伴有液化坏死形成肺脓肿，常见的病原体有厌氧菌、金黄色葡萄球菌、铜绿假单胞菌和肺炎链球菌。肺脓肿最常见的病因是误吸，易发生于上叶后段或下叶背段，也可由系统性感染蔓延，由起源于其他部位的脓毒血栓脱落到达肺动脉引起。脓肿常侵犯气道，使坏死组织排空形成囊腔。肺脓肿患者可急性起病也可亚急性或隐匿起病，伴有咳嗽、咳痰。可有体重下降或贫血，慢性肺脓肿常有杵状指（趾）。影像学表现如下。

1.胸部 X 线典型表现为单发或多发直径不等的结节或肿块影，多发生于双肺周边，其内伴有空洞。绝大部分脓肿的内壁光滑，典型的脓肿腔内可见气液平。CT 表现为单发或多发性肿块影伴中心低密度区或空洞，增强扫描后脓肿壁可见环形强化（图 5-6）。

2.半数脓肿周围肺实质可见实变。

3.脓肿可发生在肺的任何部位，最常见于上叶后段或下叶背段。

4.血行感染者常为双侧性、多发斑片实变影，可伴有脓胸或脓气胸。

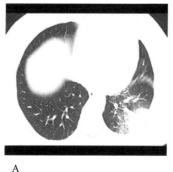
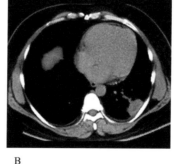
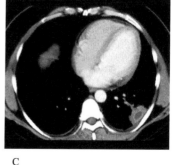

A   B   C

图 5-6 肺脓肿

男，33 岁，发热，咳嗽、咳脓痰。胸部 CT 平扫肺窗示左肺下叶以胸膜为基底的楔形实变影，边界不清，纵隔窗示内部密度不均匀，可见小圆形低密度脓腔伴等密度壁结构。增强扫描示脓肿壁呈均匀环形强化

（熊 伟）

第二节　与真菌性肺炎的鉴别诊断

真菌性肺炎（fungal pneumonia）是指真菌感染而引起的以肺部（或支气管）炎症为主的疾病，是肺部真菌病的一种类型。常见的致病菌主要是念珠菌、曲霉菌、新型隐球菌和毛霉菌、组织胞浆菌等。其中曲霉菌、念珠菌、隐球菌为条件致病性真菌，宿主正常状态下感染后不会致病，但宿主患有血液病、糖尿病、尿毒症等基础性疾病或肿瘤患者长期放化疗、干细胞和各种器官移植后免疫抑制剂应用的情况下，使用大量激素或广谱抗生素，可能导致宿主发病。组织胞浆菌、球孢子菌、孢子丝菌等为致病性真菌，宿主在正常状态下感染此种真菌时，可直接发病，多数可自行痊愈。真菌性肺炎的主要临床表现为咳嗽、咳痰、咯血、发热、胸痛、呼吸困难等。

真菌性肺炎的影像表现具有"三多"特性，即多灶性、多形性、多变性。多灶性是指真菌以吸入的方式感染后，病灶的分布呈多肺段、多肺叶，以双上肺对称分布及双下肺外带分布为主。多形性指病灶形态多样，可表现为肺实变、结节、肿块、空洞、磨玻璃影、斑片影、纤维灶、胸腔积液、淋巴结肿大等多种肺部影像学表现。部分影像有一定特征性，如"树芽征""冰针征""空气新月征""晕征""反晕征"、楔形实变征等征象。多变性是指病灶变化快，通过合理的抗真菌治疗，病变可以2～4周好转，如果治疗不当则会在短期内迅速发展，甚至死亡。其中磨玻璃影变化最快，它代表出血，可以在短期内吸收而消失，被融合而成结节，并发展成空洞等。肺部感染真菌的结节或肿块病理上为非化脓性的渗出性、浆液性肺泡炎。"晕征"是肺部真菌感染较特征性的早期CT表现，其病理基础为真菌侵犯血管造成出血，渗出到周围产生淡薄晕轮样磨玻璃影。楔形实变影是真菌侵犯肺小动脉而发生的出血性肺梗死。"冰针征"是肺泡内出血的血浆成分被短期内吸收，遗留下含铁成分的高密度物质，此过程导致前期扩张肺组织的体积迅速收缩，进而出现高密度影伴随扩张的支气管样影。

一、肺曲霉菌病

肺曲霉菌病（pulmonary aspergillosis）主要分4型，分别为曲霉菌球（aspergilloma）、变应性支气管肺曲霉菌病（allergic bronchopulmonary aspergillosis，ABPA）、侵袭性肺曲霉菌病（invasive pulmonary aspergillosis，IPA）和慢性坏死性肺曲霉菌病（chronic necrotizing pulmonary aspergillosis，CNPA）。

曲霉菌球是曲霉菌感染的最常见方式，多由曲霉菌侵入结核的残存空洞、扩张的支气管或肺大疱内增殖形成菌球（fungus ball）所致，它由真菌菌丝体、炎性细胞、纤维蛋白、黏液和组织碎片组成。胸部X线典型表现是上叶圆形或椭圆形结节位于空洞内，多数可见肿块周围的弧形透亮影。CT可清晰显示肺部空洞内有类圆形的软组织菌球影，霉菌球与空洞壁之间有新月形或圆周形低密度透亮影，即所谓的空气新月征（air accent sign）（图5-7）。该征象有一定特征性，菌球可随体位改变而变化，始终处于近地端是这一征象的特点。一般认为空气新月征的出现提示感染预后良好。

变应性支气管肺曲霉菌病是对曲霉抗原过敏反应的结果，患者可表现为喘息、咳褐色痰、胸痛。呼吸道寄生的曲霉菌引起持续性炎症和纤维化，导致亚段性支气管扩张。

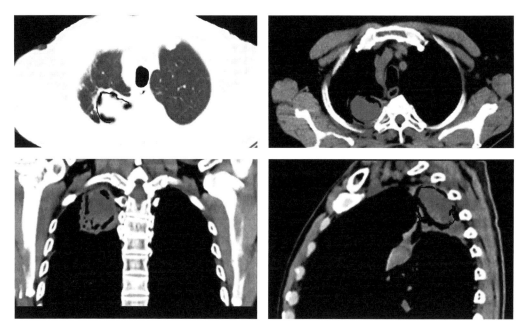

图5-7 曲霉菌球

右肺尖见空洞性病变,其内见球形软组织肿块影,肿块边缘与空洞壁之间见新月形或环形串珠状透亮影,并可见引流支气管

胸部X线典型征象为中央性支气管扩张伴有支气管黏液嵌顿。CT能更清晰地显示中央性支气管扩张,多呈囊状或静脉瘤状(图5-8),并可见支气管内黏液栓形成及由于支气管内黏液栓阻塞造成的远端肺不张和实变影。CT可更好地评估支气管扩张和发现黏液栓中的钙化灶。

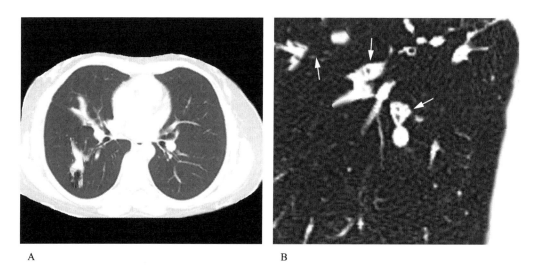

A   B

图5-8 变应性支气管肺曲霉菌病

A.肺支气管曲霉菌引起支气管黏液嵌顿引起的指套征;B.支气管黏液嵌顿引起支气管的扩张及密度增高,与伴随肺血管走向一致,形成双动脉征

  侵袭性肺曲霉菌病主要见于严重免疫功能低下患者，如艾滋病、白血病和骨髓移植患者，病死率高，因此影像学诊断显得尤为重要。曲霉菌在肺部主要有两种侵袭方式，即血管侵袭（angio-invasive）和气道侵袭（airway-invasive），以前者多见。血管侵袭性肺曲霉菌病胸部X线显示非特异性斑片状实变和多样性结节影。胸部CT显示早期病变多位于肺叶外周，可见斑块状、结节状影，周边伴有磨玻璃影，即晕征（halo sign）（图5-9）。晕征的病理机制是由于曲霉菌侵入血管，形成出血性坏死，病变中心呈凝固性坏死表现，周边有出血。菌丝阻塞中等肺动脉形成出血性梗死灶，表现为以胸膜为基底的楔形实变（图5-10）。随着病变的进展，中心坏死灶与周边分离的肺泡有气体进入形成空洞或空气新月征，这种改变通常在感染2～3周后发生。有学者认为有空气新月征表现的患者往往是到了感染的恢复期。气道侵袭型肺曲霉菌病比较少见，胸部X线可能表现为正常或支气管壁略增厚。胸部CT可见小叶中心性结节影及"树芽征"或支气管周围的实变影（图5-11，图5-12）。

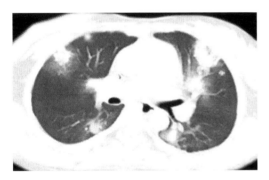

图5-9 血管侵袭性肺曲霉菌病

  女，23岁。急性淋巴细胞白血病化疗后发热、干咳。胸部CT平扫肺窗示双肺散在多发斑片状、结节状及团块状密度增高影，病灶周围肺野可见环形磨玻璃密度影（晕征）

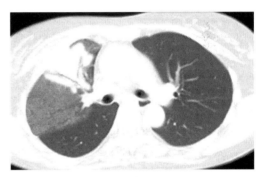

图5-10 血管侵袭性肺曲霉菌病，急性淋巴细胞白血病移植术后发热

  胸部CT平扫，肺窗及纵隔窗示右肺上叶楔形实变影，其周围肺野可见大片磨玻璃密度影，这是晕征的另外一种表现形式

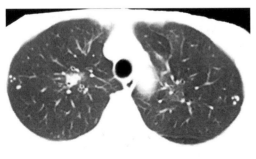

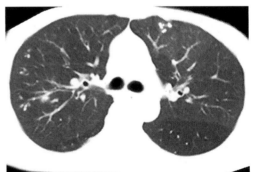

图5-11 气道侵袭性肺曲霉菌病

双肺上叶可见散在多发小结节影，位于支气管血管树旁，可见树芽样改变

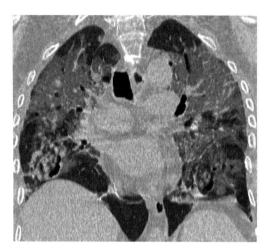

图5-12 少见类型的侵袭性肺曲霉菌病
可见双上肺磨玻璃影及右下肺沿支气管周围分布的多发小结节，代偿性肺气肿

慢性坏死性肺曲霉菌病主要见于免疫功能轻度低下的患者，如糖尿病、慢性阻塞性肺疾病、酒精中毒、长期应用糖皮质激素等，亦称半侵袭性曲霉菌病（semi-invasive aspergillosis）。临床症状包括慢性咳嗽、发热、乏力、呼吸困难等。胸部X线常表现为肺段或肺叶的实变影、结节影和肿块影。CT主要为单侧或双侧肺叶分布的多发结节和（或）实变影，可伴有空洞和胸膜肥厚，需与肺结核相鉴别（图5-13）。

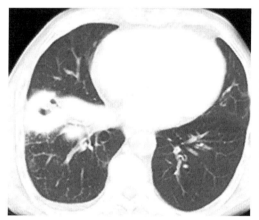
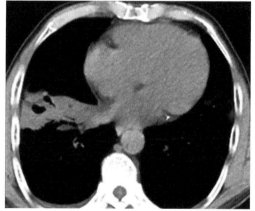

图5-13 慢性坏死性肺曲霉菌病
男，68岁。胸部CT示右肺下叶条片状实变影，内见小空泡影，右侧少量胸腔积液

二、肺隐球菌病

肺隐球菌病（pulmonary cryptococcosis）：隐球菌广泛分布于自然界中，特别是鸟类的粪便中。经气道吸入隐球菌孢子是肺部感染的主要途径。可见于免疫低下的患者（继发性），如艾滋病、糖尿病、淋巴瘤及大量类固醇激素使用的患者；免疫功能正常者很少患病（原发性）。患者可无症状或有肺炎的表现，如发热、胸痛、咳痰。

肺隐球菌病常见的胸部X线及CT征象为孤立性或多发的肺部结节或肿块影，结节可有分叶、毛刺和胸膜凹陷征，多发结节可聚集分布于某一个肺叶并相互融合。结节周围较少发生晕征，可以发生空洞，结节可阻塞支气管但不破坏支气管结构，因此可见支气管充气征。肺隐球菌病也可见肺叶或肺段分布的实变影，病灶一般位于支气管周围，很少引起胸膜下楔形实变。血行播散者可见粟粒样结节（图5-14）。

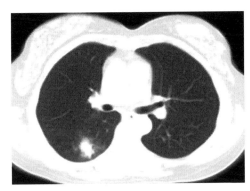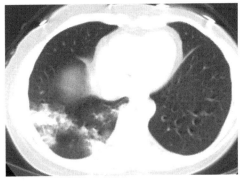

图5-14　肺隐球菌病

女，48岁。胸部 CT 平扫，肺窗示右肺下叶多发斑片影及结节状、团块状实变影，边界不清，可见分叶及毛刺，部分团块影中间可见充气支气管影，病灶周围晕征不明显

三、肺念珠菌病

肺念珠菌病（pulmonary candidiasis）：念珠菌属中常见的致病菌为白念珠菌，普遍存在于人类的胃肠道、口咽、阴道和皮肤，是条件致病菌感染中最常见的病原菌。主要感染严重免疫抑制者，包括 AIDS 患者、恶性肿瘤患者（急性白血病和淋巴瘤）。症状包括发热、呼吸急促、胸痛、咳嗽、咳痰。

念珠菌肺部感染常伴有细菌感染，真菌孢子可通过血行及呼吸道播散。血行播散在病理上表现为中心坏死和周边出血。CT 表现呈多发随机分布的结节影，周边伴有晕征，很少有空洞形成。经呼吸道播散的病变，则多呈支气管肺炎表现，CT 上呈分布于支气管血管周围的肺亚段及肺小叶实变（图5-15）。

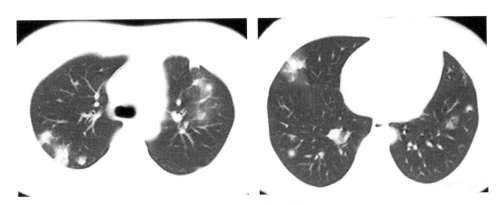

图5-15　肺念珠菌病

女，18岁，急性髓性白血病。胸部 CT 平扫可见双肺散在分布的多发结节影，部分病灶周围可见晕征

（熊　伟）

第三节　与支原体肺炎的鉴别诊断

支原体是一种生长在细胞外、没有细胞壁的细菌，是介于病毒和细菌之间能在无生命培养基中生长繁殖的最小微生物。人类最常见的病原体是肺炎支原体。支原体肺炎（mycoplasma pneumonia，MP）就是由肺炎支原体引起的以间质改变为主的肺炎。潜伏期1～3周，由口、鼻的分泌物经空气传播，引起散发性或流行性呼吸道感染，多见于冬春及夏秋之交，是5～20岁人群最常见的社区获得性肺炎，占成人肺炎的10%～15%。患者症状多较轻，有疲乏感，或低热、咳嗽，咳嗽多为干咳，有时咳少量白色黏液痰，常持续4周以上。部分患者体温可达38℃以上，偶可伴有胸痛、咳嗽。少数重症患者有高热及呼吸困难，部分患者可无自觉症状而在体检时发现。5岁以下儿童症状多较轻微。儿童患者多伴有少量胸腔积液和区域淋巴结增大，成人则少见胸腔积液和淋巴结增大。支原体侵入肺内可引起支气管、细支气管黏膜及其周围间质充血、水肿，多核细胞浸润，侵入肺泡可产生肺泡浆液性渗出性炎症，病变范围可从小叶、肺段到大叶，严重者可引起肺实质广泛出血和渗出。实验室检查支原体特异性抗体IgM的测定是一种早期快捷、可靠的检测方法。大部分患者冷凝集素滴度升高（浓度＞1∶32），但冷凝集素并不是一种特异性诊断指标，除了支原体，约1/4的冷凝集素阳性是由原核生物导致的，通常是病毒，所以冷凝集素升高在疾病急性期诊断价值较低。血常规示白细胞计数正常或略低。影像诊断要点如下。

1.胸部X线片　影像学改变多见于下肺野，早期主要是肺间质性炎症改变，最常见的影像包括一侧或双侧片状、小结节状或网状结节样模糊阴影。肺门淋巴结增大在成人少见，但约30%的儿童患者可见肺门淋巴结增大。继发性胸腔积液一侧多见，一般为少量。当肺泡内渗出增多时，则出现斑片状模糊影，多数呈节段性分布，少数为小斑片状影或大叶性实变影。病变多在2～3周后吸收消失，少数治疗不及时可发展为肺脓肿。

2.高分辨率CT（HRCT）　HRCT主要表现为双侧小叶性分布的磨玻璃影，小叶性或段性分布的实变影；中央小叶性结节影和支气管分支样影（树芽征）；轻度的小叶间隔增厚（约60%病例）；支气管壁增厚。病变倾向于一侧或双侧不对称性片状分布，也可弥漫性分布。病灶部位透亮度减低和血管减少与细支气管炎有关，支气管空气滞留，严重的病例出现过度气肿。有文献报道，儿童支原体肺炎多表现为段性和小叶性分布，80%的患者出现胸腔积液和区域淋巴结增大；成人则表现为多灶性或弥漫性磨玻璃影，主要以中心性、支气管血管束旁间质和小叶性分布为主（图5-16，图5-17）。绝大部分患者完全恢复，少数患者，尤其是儿童可发展成支气管扩张和闭塞性细支气管炎。细支气管炎的HRCT表现为透过度减低，血管束减少，支气管扩张和呼气相CT出现支气管空气滞留。在胸部X线片上可见异常实变区，病变通常涉及2个或多个小叶。

儿童患者伴有胸腔积液的小叶性或段性分布的病变CT表现与细菌性大叶性肺炎表现相似；20%～30%儿童闭塞性细支气管炎继发于支原体肺炎。成人则与细菌性支气管炎合并病毒性间质性肺炎的混合表现相似。影像上与病毒性肺炎相鉴别，均表现为间质改变为主，病毒性肺炎以外围多见，支原体肺炎则以沿肺门支气管血管向外延伸多见。临床表现上，病毒性肺炎症状严重且与影像同步，支原体肺炎症状轻，影像表现重，与影像不同步。另

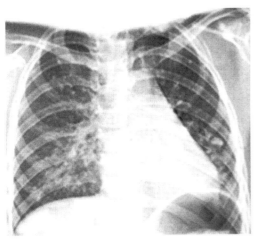

图5-16　支原体肺炎患儿胸部X线

患儿发热，剧烈干咳，实验室检查示白细胞计数不高，支原体特异性抗体IgM阳性。双中下肺野均可见斑片及大片状密度增高影，边界模糊

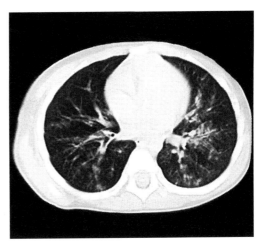

图5-17　支原体肺炎

重要特点是支气管壁增厚及沿着支气管周围分布的斑片及磨玻璃影

外，可结合临床症状和实验室检查，如支原体特异性抗体IgM的检测，协助诊断。

第四节　与耶氏肺孢子菌肺炎的鉴别诊断

肺孢子菌为单细胞生物，长期以来被划归为原虫，称为卡氏肺孢子（囊）虫（pneumocystis carinii，PC）。1988年通过对其核糖体小亚基rRNA的序列分析证实其属于真菌，更名为肺孢子菌，2002年通过对核rRNA基因操纵子区域中的内部转录间隔区的分析，发现耶氏肺孢子菌（pneumocystis jirovecii，PJ）才是感染人类真正的病原体，被命名为耶氏肺孢子菌，而卡氏肺孢子菌仅感染啮齿动物。故而卡氏肺孢子菌肺炎（pneumocystis carinii pneumonia，PCP）现已更名为耶氏肺孢子菌肺炎（Pneumocystis jirovecii pneumonia，PJP），PCP缩写目前仍用于肺孢子菌肺炎，它是一种肺机遇性真菌病原体，多见于获得性免疫缺陷综合征（AIDS）、恶性血液病、实体癌、结缔组织病、长期免疫抑制剂治疗的炎症性疾病或接受实体器官、干细胞、骨髓移植的患者。AIDS病史与耶氏孢子菌肺炎始终密切相关。

PJP也是AIDS患者首要的发病和死亡原因，耶氏肺孢子菌肺炎是HIV感染者最常见的机遇性感染，约85%的晚期艾滋病患者合并PCP，约25%的患者死于本病。研究表明，发生PJP的患者$CD4^+$T细胞计数几乎总是<200个/mm^3，且常<100个/mm^3。PJ可寄生于健康人的肺泡内，机体通过细胞免疫和巨噬细胞的共同作用将其清除。AIDS患者由于CD4细胞减少，免疫功能下降，对PC清除能力减弱，使其在肺泡内大量繁殖。PJ引起Ⅰ型肺泡上皮细胞损害，Ⅱ型肺泡上皮细胞增生和间质性肺炎等病理改变，可导致间质纤维化。临床表现为隐匿性起病的发热、干咳及呼吸困难。总体而言，患者就诊前出现症状已经约1个月，病程持续数周或数月。体温在37.5～39℃。查体显示呼吸急促、心动过速、发绀，而肺部听诊几乎无异常。动脉血氧分压降低，肺泡-动脉氧

分压梯度增加及呼吸性碱中毒明显。二氧化碳弥散容积通常也减小。血清乳酸脱氢酶水平升高对耶氏肺孢子菌肺炎具有高度敏感性，但并不具有高度特异性。由于耶氏肺孢子菌在培养中不生长，需借助于组织病理学染色以识别病原体的形态而做出诊断。六胺银染色、吉姆萨染色查找耶氏孢子菌。另外，采用聚合酶链反应（PCR）的DNA扩增是最敏感的方法，可作为耶氏肺孢子菌肺炎诊断的辅助手段，可通过诱导咳痰或纤维支气管镜支气管肺泡灌洗获得合适的标本。血常规中性粒细胞明显增高。影像诊断要点如下。

1.胸部X线　耶氏肺孢子菌肺炎的胸部X线典型表现为双侧肺门周围或弥漫性对称性间质性病变，呈细颗粒状、网格状或磨玻璃样密度增高影。影像学改善通常较临床改善至少滞后数天，临床征象显示治疗有效的患者，治疗期间不必频繁地进行胸部X线片复查。胸部X线片出现少见表现以及发现小病灶增多趋势时，提示疾病进展。

2.CT　CT，尤其是HRCT扫描在PJP检出方面较胸部X线片有更高的敏感性，且有助于胸部X线片正常或胸片表现不明确的症状性患者的评价。

（1）肺孢子菌肺炎分为4种类型。①表现为广泛的磨玻璃影及小囊状影；②表现为广泛的磨玻璃影及区域性肺气肿区，形成马赛克征；③表现为广泛的间质肺炎，磨玻璃及网格状影及散在小囊；④表现为广泛的磨玻璃及沿着支气管血管周围分布的突变。PJP常见HRCT表现是广泛性磨玻璃影和纤维条索、网格、网织结节影、斑片状、碎石路征和小叶间隔增厚。磨玻璃影反映了肺泡腔内的渗出，渗出物由表面活性物质、纤维蛋白、细胞碎片及病原微生物组成，提示实质受累，急性期多见。PJP时肺磨玻璃密度影多呈对称性、弥漫性分布，大多位于肺门周围或双侧中下肺野，在肺尖或两侧肺凸面胸膜下常形成边界清晰的、弧带状低密度影，病灶逐渐向外向上发展，从而全肺受累，这种改变可能是因为病原体沿气道离心性扩散所致（图5-18，图5-19）。Ⅱ型肺泡上皮细胞增殖修复受损的肺泡毛细血管间膜，肺间质内巨噬细胞、浆细胞和淋巴细胞增殖导致间质性肺炎，这种修复最终导致间质纤维化，CT图像上表现为条索、网格及网结状改变。部分病例不典型，可呈不均匀分布或以一侧肺野为重，不均匀分布时多呈补丁状、地图样表现。随着时间进展，后期逐渐以间质改变为主。影像学表现常在治疗后2周消失，但可见残留的纤维化，这很常见。据文献报道，症状相对稳定数月至数年的一组PJP患者中，间质纤维化为其主要影像学表现。这组疾病被称为慢性耶氏肺孢子菌肺炎。碎石路征则是因肺泡内渗出物密度低于间隔软组织而形成，该征象出现提示肺泡、间质同时受累，是病变进展的重要表现。

（2）PJP不典型CT表现有肺实变、肺气囊、纵隔或肺门淋巴结肿大、胸腔积液及气胸等。肺气囊多见于晚期，好发于上叶，囊肿可有奇异的形状和囊壁，大多数囊肿的形成是由于肺实质的破坏（图5-20）。囊性病变是继发于PJ肺浸润后的坏死，其常导致自发性气胸，但却不是气胸发生的必要因素。另外，双侧肺野外带出现沿胸膜下分布的弧形透亮影，称为"月弓征"，该区域为未受累的正常肺组织（图5-20）和肺气囊，为PJP特异性征象。

据报道，使用磨玻璃密度病灶、伴有或不伴有网格状病灶、小囊状病灶诊断耶氏肺孢子菌肺炎的敏感性为100%，特异性为86%，准确性90%。

没有必要对所有可疑PJP而胸部X线片正常的患者进行CT扫描。如果肺弥散功能

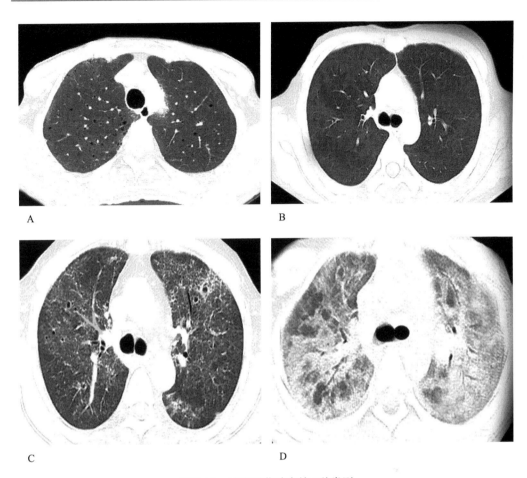

图5-18　肺孢子菌肺炎的4种类型

A.广泛的磨玻璃影及小囊状影；B.广泛的磨玻璃影及区域性肺气肿区，形成马赛克征；C.广泛的间质肺炎，磨玻璃影及网格状影及散在小囊；D.广泛的磨玻璃及沿着支气管血管周围分布的实变

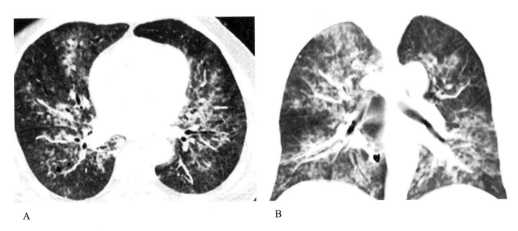

图5-19　男，38岁，AIDS患者，发热、咳嗽、咳痰1个月余，加重伴气促1周

A、B显示双肺弥漫多发斑点、斑片状密度增高影，以肺中央、肺门向周围分布为著；支气管壁增厚并周围炎，部分小叶实质病变融合

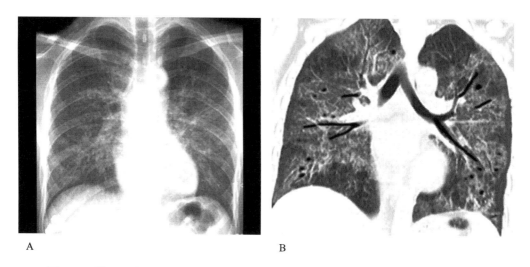

A　　　　　　　　　　　　　　　　　B

图5-20　男，21岁，AIDS患者，反复咳嗽、咳痰半年余，加重伴活动后气促1个月余

　　胸部 X 线片可见双肺斑片状及网格状密度增高影，CT 显示双肺广泛的磨玻璃影，从肺门及上叶向外周延伸分布，有多发囊性病变；部分区域胸膜下可见相对正常的逃避现象

也正常，则PJP的可能性较低。当HRCT显示"树芽征"时，PJP的可能性不大。CT检出胸腔积液和胸内淋巴结增大也少见。

　　在影像上，病变分布与病毒性肺炎有所不同，PJP主要以肺中央、肺门周围和上叶分布为著，可见囊性病变和间质纤维化，而病毒性肺炎则以肺野外带分布为主，少见囊性病变。另外，PJP患者多为AIDS患者，结合病史和临床实验室检查还是比较容易与病毒性肺炎相鉴别的。

（黄婵桃　许乙凯）

第五节　与抗中性粒细胞胞浆抗体相关性血管炎的鉴别诊断

　　抗中性粒细胞胞浆抗体（ANCA）相关性原发性小血管炎是临床少见的累及多系统的自身免疫性疾病，最常累及肾脏和肺部，造成相应器官的功能损害或衰竭，以ANCA阳性为特征。ANCA相关性原发性小血管炎是近年来逐渐受到关注的多系统受累的自身免疫性疾病，以ANCA阳性为特征，包括显微镜下多血管炎（MPA）、韦格纳肉芽肿（WG）、变应性肉芽肿性血管炎（CSS）3种，在国内以MPA为主，占70%～80%，其次为WG，CSS罕见。本病多见于中老年人，男性多见。病因不明，可能与感染、过敏、细胞毒反应以及自身抗体等有关，主要累及小血管（即微小动脉、静脉及毛细血管），主要病理表现为小血管壁的纤维素样坏死和炎症细胞浸润，很少或无免疫复合物沉积。本病可先后累及多系统，肾脏受累最多见，肾活检典型表现为肾小球毛细血管袢纤维素样坏死、炎症细胞浸润和新月体形成。肺部受累也不少见，MPA90%有肺部表现，WG90%以上呼吸道为首发症状，主要机制为ANCA与其靶抗原通过诱导黏附分子的表达，激活白细胞和内皮细胞，释放出酶和毒性氧化物。肺小血管壁受浸润和破坏产生渗出、出血和坏死，形成ANCA相关性小血管炎性肺炎。本病诊断主要依靠间接免疫荧光法（IIF）和抗原特异性酶联免疫吸附试验（ELISA），联合检测ANCA滴度及其特异性抗原蛋白酶3（PR3）或髓过氧化物酶（MPO）可以使本病诊断特异性达98%，ANCA的滴度与疾病的活动性和疗效相关。其他实验室检查主要表现为红细胞沉降率加快、C反应蛋白升高、白细胞升高等。肾、肺、皮肤等活检是本病诊断的金标准（图5-21）。

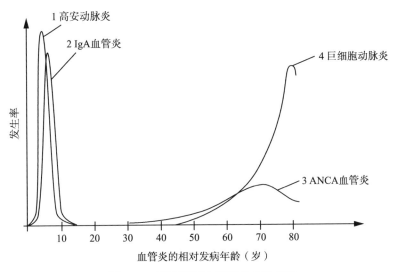

图5-21　不同类型血管炎的好发年龄

　　1为高安动脉炎，多见于年轻人；2为IgA血管炎，好发于年轻人群；3为ANCA血管炎，是一种小血管炎，称为抗中性粒细胞胞浆抗体（ANCA）相关性血管炎（ANCA-associated vasculitides，AAV）。包括韦格纳肉芽肿（肉芽肿性多血管炎，GPA）、显微镜下多血管炎（microscopic polyangiitis，MPA）及Churg-Strauss综合征（嗜酸细胞肉芽肿性多血管炎，EGPA），是一组累及小至中等血管并具有一些相同临床、病理和实验室特征的血管炎。抗中性粒细胞胞浆抗体（ANCA）是诊断以上3种小血管炎的有效工具；4为巨细胞动脉炎，又称颞动脉炎，是一种大和中血管的肉芽肿性血管炎，常累及主动脉及主要分支，颈动脉等，注意好发于50岁以上老年患者，主要先累及动脉壁外侧

　　1.临床表现　　本病临床表现多样，肾脏受累表现为血尿（肉眼或镜下）、蛋白尿、管型尿、贫血、肾功能损害或衰竭等；肺部表现为咳嗽、咯血、呼吸困难、低氧血症等；可伴发热、头晕、无力、肌肉关节酸痛等全身症状；其他系统受累包括周围神经损害（肢端麻木、肌力减退）、腔隙性脑梗死、皮肤损害、声嘶、结膜炎、听力下降、鼻窦炎、肝脾大、前列腺炎等。

　　2.肺部影像表现　　呈多样性、无特异性，肺实质和间质均可受累，主要为肺部浸润影、肺间质纤维化，肺泡弥漫性出血表现。CT显示病变优于普通X线，CT对早期发现肺间质病变有重要价值。主要CT表现为：①多发斑片状、絮状和条索状密度增高影，也可为不规则斑点状和小点片状影，多累及双侧多个肺叶，少数可为单侧。下肺病变稍明显，肺尖很少受累，为肺实质和间质浸润、少量出血表现（图5-22）。②大片状阴影、磨玻璃影、以肺门为中心向外侧分布呈蝶形密度增高影，部分可见支气管充气征，可能与弥漫性肺泡出血有关（图5-23）。③网格状、蜂窝状影，以胸膜下及肺底明显，为肺间质纤维化表现，并可继发支气管扩张、肺气肿、肺大疱等类似于慢性阻塞性肺病改变。④肺内多发性结节影，多见于WG，为坏死性肉芽肿表现。结节可以是几毫米至几

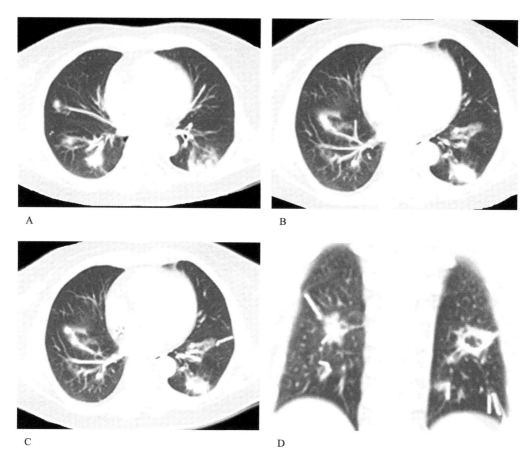

图5-22　ANCA相关性血管炎患者肺部CT
双肺可见多发结节状实变影,边缘可见毛刺征,部分病灶内出现空洞

厘米不等,边缘光滑或呈毛刺状,约1/2有空洞形成,典型空洞为厚壁空洞,其内壁不规则、凹凸不平,空洞常发生于直径＞2cm的结节。多数分布在胸膜下或支气管周围。⑤其他可见间质水肿表现:胸腔积液,胸膜增厚,纵隔淋巴结增大,肺含铁血黄素沉着表现。⑥激素治疗可明显好转(图5-24)。

3.鉴别诊断　本病的肺部影像学表现缺乏特异性,需与感染性肺炎、肺水肿、肺结

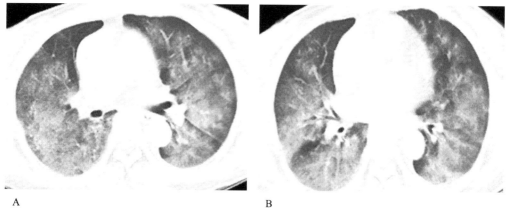

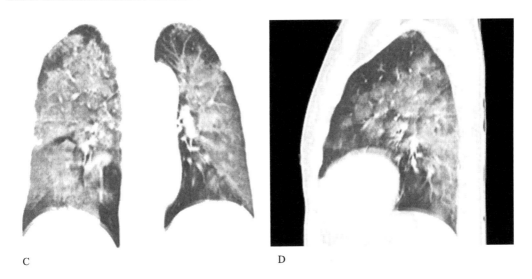

C   D

图 5-23　ANCA 相关性血管炎患者肺部 CT

表现为双肺多发弥漫性磨玻璃影，以肺门为中心向外侧分布呈蝶形密度增高影，部分可见支气管充气征

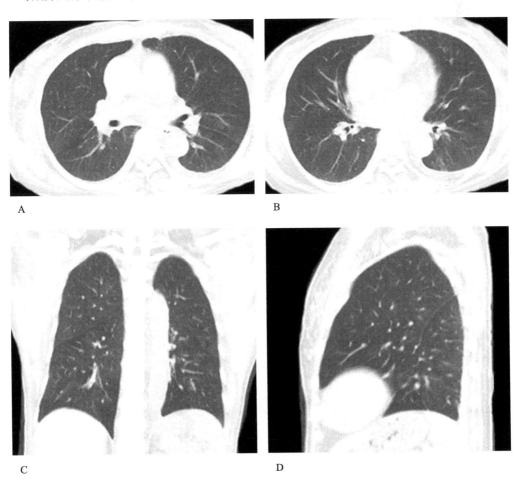

A   B

C   D

图 5-24　ANCA 相关性血管炎患者激素治疗后复查

与图 5-23 为同一患者，治疗后复查，显示双肺弥漫性磨玻璃样影较治疗前明显吸收

核、尿毒症性肺炎、肺-肾出血综合征、SLE性肺炎等相鉴别。感染性肺炎也可有发热咳嗽，血象升高，但多有咳脓痰史，斑片影主要分布于双侧中下肺野内带后部，分布不及本病广泛，抗炎治疗有效。急性肺水肿的患者有呼吸困难、端坐呼吸、咳大量粉红色泡沫痰等表现，强心利尿后好转。尿毒症性肺炎透析后减轻。SLE性肺炎与本病影像类似，但血清抗核抗体、抗双链DNA抗体及抗SM抗体阳性。肺-肾出血综合征临床和影像学表现上与本病均难以鉴别，唯抗肾小球基底膜抗体阳性。本病临床及肺部影像学表现缺乏特异性，早期误诊率极高。预后较差，多死于严重肺出血或肾衰竭，无治疗状态下5年生存率仅10%，若能得到及时诊断，使用激素、细胞毒药物双冲击治疗及血浆置换疗法，5年生存率可达70%～80%。当患者出现发热、咳嗽、咯血、肺部阴影，抗炎治疗效果不佳，伴有蛋白尿、血尿及其他多系统损害时应考虑到本病的可能。尽早行ANCA相关抗体检查及肾、肺、皮肤等的活检而确立诊断。

第六节　与间质性肺炎的鉴别诊断

特发性间质性肺炎（idiopathic interstitial pneumonia，IIP）是一组以肺间质炎性病变为主的非肿瘤、非细菌性弥漫性间质性肺病。其共同特点为：均有一定程度的间质内细胞浸润和（或）胶原沉积，且临床、影像学和病理上同其他弥漫性肺病有所不同。IIP病因虽不明，但与之有关的因素有很多，包括病毒、支原体、免疫介导的相关疾病（如SLE、硬皮病、多发性皮肌炎等）、吸烟、先天性免疫缺陷病、获得性免疫缺陷综合征、肿瘤放射治疗、化学治疗、免疫抑制药或大剂量肾上腺皮质激素治疗等。间质性肺炎分为普通型间质性肺炎（UIP）、脱屑性间质性肺炎（DIP）、细支气管炎性间质性肺炎（BIP）、淋巴细胞性间质性肺炎（LIP）、巨细胞性间质性肺炎（GIP）。尽管存在异议，但这种分型一直得到广泛的承认和应用。1998年美国病理学家Katzenstein把急性间质性肺炎（AIP）和1994年提出的非特异性间质性肺炎（NSIP）也增设为特发性间质性肺炎的两个亚型。虽然以上分型在临床应用上起过积极作用，但由于其曾在临床医师、放射医师及病理医师之间缺乏统一的术语，从而在临床实践中常造成混淆。随着纤维性肺病治疗的进展及CT在诊断中的重要作用被认识，迫切需要制定一个国际统一的分类。2001年美国胸科学会（ATS）与欧洲呼吸学会（ERS）达成的最新共识性意见中明确提出了特发性间质性肺炎（IIP）的定义和诊断标准，确定了临床表现、病理学特征及影像学特征。按照各类间质性肺炎发生率的高低依次为：①特发性肺纤维化（IPF）/隐源性纤维化性肺泡炎（CFA）/普通型间质性肺炎（UIP）；②非特异性间质性肺炎（NSIP）；③隐源性机化性肺炎（COP）；④急性间质性肺炎（AIP）；⑤呼吸性细支气管炎-间质性肺病（RB-ILD）；⑥脱屑性间质性肺炎（DIP）；⑦淋巴细胞性间质性肺炎（LIP）（图5-25，图5-26）。

特发性肺纤维化（IPF）的HRCT诊断标准：2012指南，典型UIP型，HRCT可以独立明确诊断IPF：①以胸膜下肺基底部分布为主；②异常的网状影；③蜂窝样改变，伴或不伴牵拉性支气管扩张；④无不符合型中的任何一项。可能UIP型，需要临床、影像、病理共同分析：①胸膜下肺基底部分布为主；②异常的网状影；③无不符合型中的任何一项。

不符合UIP型：①中上肺分布为主；②支气管血管周围为主；③磨玻璃影多于网状影；④大量微结节影（两侧，上肺叶为主）；⑤孤立的囊性病变（多发，两侧分布，远

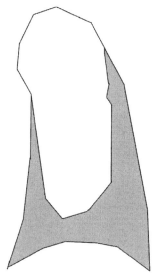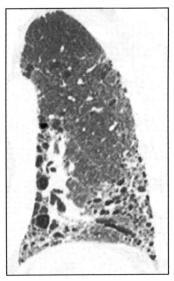

图5-25　特发性肺间质纤维化，双肺呈蜂窝状改变，从肺尖到肺底逐渐加重；磨玻璃影及多发蜂窝状改变，牵拉性支气管扩张

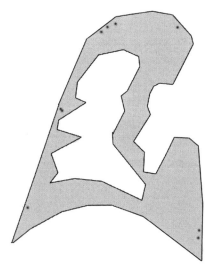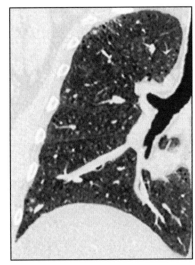

图5-26　非特异性间质性肺炎

第二常见的慢性间质性肺疾病，以炎症、纤维化及两者共同所致的肺泡壁均匀的扩张为主要特征

离蜂窝区）；⑥弥漫性马赛克灌注，气体潴留（两侧分布，累及3个肺叶及以上）；⑦支气管肺段叶实变。

间质性病变CT的影像基本表现如下。

1.小叶间隔增厚　小叶间隔的增厚在许多肺间质病变中可以见到。增厚的小叶间隔将肺小叶勾画成多角形，可显示中心肺动脉及支气管，在肺的外周，增厚的小叶间隔还可以延伸至胸膜表面。在不同的病变中增厚的小叶间隔可表现为光滑线样、结节样或不规则形。外周小叶间隔的增厚除提示普遍性间质增生外，还和以下病变相关：①胸膜下间质增厚引起叶间裂增厚；②肺小叶周围结缔组织鞘的显著增厚；③小叶中心血管及支气管周围间质的增厚。

2.**肺纤维化** 纤维化表现为不规则网状结构。早期纤维化最常见的表现为小叶间质细网状增厚，晚期因肺实质破坏与支架结构瓦解引起的纤维化，表现为粗网格或囊性改变，称为蜂窝征，颇具特征性。囊性结构的直径可以从数毫米至数厘米不等，通常位于外周或胸膜下，有特征性的边界清楚的厚壁，灶性或多层出现，可多囊共壁。

3.**磨玻璃影** 磨玻璃影是指非常小的间质病变、肺泡壁增厚及小气腔实变，表现为肺内密度的轻度增加。磨玻璃影与实变不同，前者虽有肺透过度的降低，但是肺血管可辨。磨玻璃影为非特异性的影像学表现，可见于多种疾病，鉴别诊断方面，症状持续时间较为重要。急性磨玻璃影常见原因为不典型肺炎（肺气囊或病毒性肺炎）、水肿、出血及急性过敏性肺炎。慢性磨玻璃影（超过 4～6 周）常见于亚急性过敏性肺炎、非特异性间质性肺炎（NSIP）、脱屑性间质性肺炎、闭塞性细支气管肺炎、脂性肺炎、支气管肺泡癌及肺泡蛋白沉着症。

最常见弥漫浸润性肺部疾病的CT征象尽管有200多种疾病可以引起肺部弥漫性病变，CT所发现的纤维化和蜂窝状病变常见原因如下。

1.*特发性肺纤维化（IPF）和普通型间质性肺炎（UIP）* 呈蜂窝样改变的肺间质纤维化为IPF。从组织学角度看，IPF是UIP最常见的类型，临床表现为进展性呼吸困难，预后不良。IPF典型影像学表现如下：①小叶内间质增厚；②蜂窝样阴影；③牵拉性支气管扩张；④胸膜下、肺组织偏后及基底段明显；⑤磨玻璃影（可出现，通常与牵拉性支气管扩张和蜂窝样变有关，提示纤维化）（图5-27）。

2.**非特异性间质性肺炎（NSIP）** 最近研究发现，NSIP在组织学上通常与胶原血管病有关，NSIP不如IPF、UIP常见，影像学表现多样，但是有以下特征：①磨玻璃影；②肺下叶后基底段明显，经常延至胸膜下；③网格状、牵拉性支气管扩张，支气管扩张多见；④蜂窝样改变罕见。

3.**结缔组织病** 类风湿肺病、硬皮病及其他胶原血管病可以引起UIP或NSIP，闭塞性细支气管肺炎也可以表现为 UIP或NSII。CT表现：多发斑片状、絮状和条索状密度增高影，也可为不规则斑点状和小点片状影，多累及双侧多个肺叶，少数可为单侧。双肺下叶病变稍明显，肺尖很少受累，为肺实质和间质浸润、少量出血表现（图5-28）。

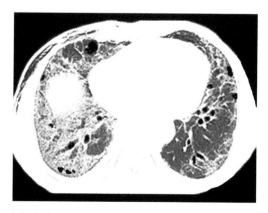

图5-27 特发性肺纤维化患者。可见蜂窝状改变、磨玻璃及网格状影

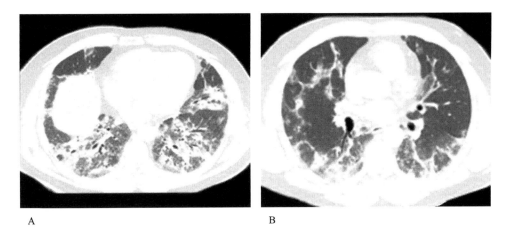

A   B

图5-28 红斑性狼疮患者胸部CT，表现为双肺多发斑片状模糊影，以双肺下叶及胸膜下明显

4.结节病 有些结节病的影像学表现与临床症状不相称，影像学表现很典型，患者可没有任何症状。活动期的结节病与终末期的结节病CT差异很大。活动期结节病的典型影像征象如下：①淋巴管周围结节，直径为1～10 mm（尤其是胸膜下和支气管旁），可钙化；②斑片状分布，通常不对称；③上叶明显；④肺门、纵隔淋巴结增大，有诊断意义，可出现钙化；⑤提示小的肉芽肿病变的磨玻璃影，不常见。终末期结节病的CT影像学表现：①小叶间隔不规则增厚；②支架结构破坏；③肺门旁聚集的肿块，包埋扭曲、集束、扩张的支气管；④蜂窝样改变，较少见。鉴别诊断要从以下方面进行：①淋巴管旁结节，1～10 mm（多见于中心肺小叶、胸膜下），部分钙化；②对称分布；③背侧明显；④融合、聚集的结节或纤维化多见于上肺；⑤肺门纵隔淋巴结增大，可见蛋壳样钙化。

5.肺泡蛋白沉着症 肺泡蛋白沉着症主要病理改变为肺泡腔内有富含脂类的蛋白样物质沉积。大部分患者无明显诱因，有些患者有粉尘接触史、淋巴或血液系统恶性病变或化疗史。CT有诊断意义的征象，被称为"铺路石征"（图5-29）：①斑片状或地图样

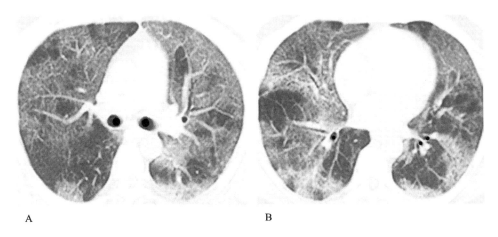

A   B

图5-29 肺泡蛋白沉着症患者胸部CT
表现为双侧弥漫性多发模糊影，内部空间"铺路石征"，小叶间隔增宽

浸润阴影；②地图样浸润影局部小叶间隔均匀增厚。

6.隐源性机化性肺炎 闭塞性细支气管炎伴机化性肺炎原因不详，可以自发，也可由感染、中毒、药物反应或自身免疫性疾病等引起，临床表现为进行性呼吸困难和低热。由于机化性肺炎原因不明，但是组织学改变显著，因此又称为隐源性机化性肺炎。CT无特异性（图5-30）：①斑片状或结节样实变；②斑片状或结节状磨玻璃影；③胸膜旁或支气管旁分布。

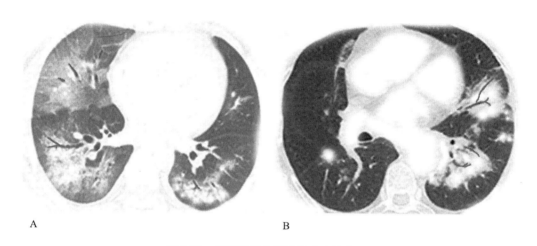

A   B

图5-30　隐源性机化性肺炎患者胸部CT
A.横断位表现为斑片状模糊影，内部空间支气管充气征；B.实变影内部空间支气管充气征

7.组织细胞增生症 组织细胞增生症，早期表现为肺小叶中心结节，晚期表现为囊性病变。结节与囊性病变可以共存，男女均可发生，有如下特点：①小叶中心结节，可有空腔；②薄壁不规则形肺囊变；③病变之间肺野相对正常；④肋膈角不受累。

（郝　鹏　许乙凯）